La pratique, le discours et la règle

Hippocrate et l'institution de la médecine

HIPPOCRATE ET PLATON
Études de philosophie de la médecine

Collection dirigée par Jean Lombard

L'unité originelle de la médecine et de la philosophie, qui aura marqué l'aventure intellectuelle de la Grèce, a aussi donné naissance au discours médical de l'Occident. Cette collection accueille des études consacrées à la relation fondatrice entre les deux disciplines dans la pensée antique ainsi qu'à la philosophie de la médecine, de l'âge classique aux Lumières et à l'avènement de la modernité. Elle se consacre au retour insistant de la pensée contemporaine vers les interrogations initiales sur le bon usage du savoir et du savoir-faire médical et sur son entrecroisement avec la quête d'une sagesse. Elle vise enfin à donner un cadre au dialogue sur l'éthique et sur l'épistémologie dans lequel pourraient se retrouver, comme aux premiers temps de la rationalité, médecins et philosophes.

Déjà parus

Jean Lombard, *L'épidémie moderne et la culture du malheur, petit traité du chikungunya,* 2006
Bernard Vandewalle, *Michel Foucault, savoir et pouvoir de la médecine*, 2006
Jean Lombard et Bernard Vandewalle, *Philosophie de l'hôpital,* 2007.
Jean Lombard et Bernard Vandewalle, *Philosophie de l'épidémie, le temps de l'émergence*, 2007
Simone Gougeaud-Arnaudeau, *La Mettrie (1709-1751), le matérialisme clinique*, 2008
Jean Lombard, *Éthique médicale et philosophie, l'apport de l'Antiquité*, 2009
Gilles Barroux, *Philosophie de la régénération, médecine, biologie, mythologies*, 2009
Bernard Vandewalle, *Spinoza et la médecine, éthique et thérapeutique*, 2011
Victor Larger, *Devenir médecin, phénoménologie de la consultation médicale*, 2011
Victor Larger, *Le médecin et le patient, éthique d'une relation,* 2012

Jean Lombard

La pratique, le discours et la règle

Hippocrate et l'institution de la médecine

L'Harmattan

Du même auteur chez le même éditeur

Aristote. Politique et éducation, 1992
Bergson. Création et éducation, 1997
Platon et la médecine. Le corps affaibli et l'âme attristée, 1999
L'école et la cité, 1999
L'école et les savoirs, 2001
Peinture et société dans les Pays-Bas du XVIIème siècle. Essai sur le discours de l'histoire de l'art, 2001
L'école et l'autorité, 2003
Hannah Arendt. Éducation et modernité, 2003
Aristote et la médecine. Le fait et la cause, 2004
L'école et les sciences, 2005
L'épidémie moderne et la culture du malheur. Petit traité du chikungunya, 2006
*Philosophie de l'hôpital**, 2007
L'école et la philosophie, 2007
*Philosophie de l'épidémie. Le temps de l'émergence**, 2007
Éthique médicale et philosophie. L'apport de l'Antiquité, 2009
La démarche et le territoire de la philosophie. Six parcours exotériques, 2014

Du même auteur chez d'autres éditeurs

Isocrate. Rhétorique et éducation, Klincksieck, 1990
*Philosophie et soin**, éditions Seli Arslan, 2009
*Philosophie pour les professionnels de la santé**, éditions Seli Arslan, 2010
*Philosophie de l'altérité**, éditions Seli Arslan, 2012

* *en collaboration avec Bernard Vandewalle*

5-7, rue de l'École-Polytechnique ; 75005 Paris
http://www.harmattan.fr
diffusion.harmattan@wanadoo.fr
harmattan1@wanadoo.fr
ISBN : 978-2-343-06371-3
EAN : 9782343063713

I

Le matin de la médecine : avènement d'une origine

Sur la médecine grecque, sur ce commencement durable si particulier qu'aura été le mouvement hippocratique, nous sommes habitués à tenir un discours qui ne va pas sans paradoxes, ni sans contradictions. D'un côté nous apercevons ce qu'il y a de profondément créateur dans ce stade initial de l'art médical en Occident. D'un autre côté nous ne pouvons pas, du fait que nous nous plaçons toujours, fût-ce malgré nous, d'un point de vue *actuel*, ignorer les faiblesses, les errements et les limites qui le disqualifient en tant que savoir, c'est-à-dire dans sa dimension proprement scientifique - ce qui pose d'emblée le problème de la relation de la médecine au savoir, biologique, anatomique, physiologique, etc., dont elle semble être au moins pour partie une *application*, alors qu'en réalité elle lui préexiste. Quoi qu'il en soit, la médecine antique offre au regard de la modernité plusieurs visages : étrangement, elle apparaît tour à tour, quand ce n'est pas en même temps, balbutiante et périmée.

C'est même sans doute dans cet énigmatique, improbable et fragile équilibre entre dogmatisme hardi et ignorance inquiète qu'une activité qui s'appellera *médecine* aura pour la première fois été possible. Certes, le soin, la préservation et la réparation du corps, le combat contre le dépérissement, la souffrance et la mort, ont été présents dès la Grèce archaïque et dans des civilisations voisines ou lointaines dans l'espace et dans le temps. Pour autant, ils n'avaient pas donné naissance à ce qu'on peut à bon droit appeler un *geste médical*, rassemblant et mettant en cohérence trois éléments caractéristiques : une intentionnalité de soin reliée à une certaine représentation de l'ordre du monde, la mise en œuvre d'une rationalité de la santé et de la maladie et enfin la transformation d'une pratique en un véritable métier par son inscription dans un système régi par des idéaux, avancée radicale dont témoigne le texte fondateur et impérissable qu'est le *Serment d'Hippocrate.* C'est précisément dans ce *geste* que Platon, premier épistémologiste de la médecine, chercha longtemps le modèle d'une compétence qui pourrait être transposée à la gestion de la cité, du moins jusqu'à ce qu'il préfère finalement la mathématique, modèle de science exacte, à une *technè* médicale sans doute estimable mais conjecturale[1]. D'un tel savoir-faire[2] on ne peut attendre - si utile soit-il par ailleurs - qu'il réalise la pleine coïncidence d'un *logos* et d'une *praxis,* idéal et fondement de toute activité humaine.

La double nature de l'art médical

Le premier obstacle - et sans doute le plus redoutable - que rencontre l'histoire de la médecine, est celui de cette *double nature* de l'art médical, étiré entre un infini besoin de théorie, suspendu, à ce titre, à des sciences qui ne sont pas la médecine, et d'autre part un investissement à haut risque dans une pratique confrontée à des enjeux majeurs. Si on la considère comme activité de soin, la médecine, ou plutôt ce qui va devenir la médecine au terme d'une invention qu'on attribue à Hippocrate[3], a un long et riche passé remontant à l'époque homérique. Déjà,

---

[1] Cf. *République*, VII, 529 d. Pour Platon, le médecin est, avec le pilote de navire, un représentant des « arts du salut » dont fait partie la politique, « art royal ». La préférence sera donnée à la mathématique après la *République.* Sur cette question, cf. J. Lombard, *Platon et la médecine, le corps affaibli et l'âme attristée*, Paris, L'Harmattan, 1999, pp. 31-59.

[2] Une *technè* est un savoir-faire d'un statut particulier, qui comporte un certain savoir et ne consiste pas en une pure et simple application pratique d'un savoir théorique.

[3] Nous ne traiterons pas ici de la question de la part prise par Hippocrate en personne dans l'écriture des traités qui forment le *Corpus.* Nous tiendrons pour équivalents *Hippocrate* et *les médecins grecs de la période hippocratique*, le caractère collectif et global de l'invention de la médecine étant suffisamment établi.

chez Homère, on voit « l'art médical entre des mains expérimentées, non pas entre les mains des dieux mais entre celles des hommes », comme l'avait montré Daremberg dans une étude magistrale, légèrement postérieure à la traduction des œuvres d'Hippocrate par Littré[1]. Le médecin intervient souvent dans l'*Iliade* par exemple[2] mais *iatèr,* comme *iatros* et tous les autres vocables de la nébuleuse de *iaomai,* soigner et guérir[3], désigne tout aussi bien le *guérisseur.* L'anatomie homérique n'est guère moins avancée que l'hippocratique dans ses débuts, comme en témoigne la permanence de la nomenclature, mais la physiologie repose sur des principes vitaux, sur l'idée de souffle et sur diverses notions encore mal différenciées.

---

[1] Cette traduction de Littré paraît en 1851 chez Baillière. Deux importantes études de Charles Daremberg seront publiées en 1865 et en 1870, respectivement chez Didier et chez Baillière : *La médecine dans Homère* puis *Histoire de la médecine ... depuis les temps historiques jusqu'à Harvey.*

[2] Cf. II, vers 731-732 (Machaon et Podalire, fils d'Asclépios, « tous deux bons médecins »), IV, vers 194 (scène de soin avec nettoyage d'une blessure) et 204, XI, vers 518 (Machaon blessé, épisode où est prononcée la formule restée célèbre : « un médecin à lui tout seul vaut beaucoup d'hommes »), vers 833-836, XIV, vers 1-5. Voir aussi IV, vers 188-219, l'examen médical avant la lettre puis le traitement par des *pharmaka* de Ménélas blessé par une flèche. Les dieux ont leurs médecins : cf. vers 401 et 899, où Péon soigne Machaon et Podalire, médecins des hommes, avec des baumes, des bains, etc. Les dieux sont immortels et ils souffrent de blessures qui sont donc guérissables par définition. Plus largement, la maladie étant d'origine divine ne peut pas être soignée par les hommes, ce qui explique que chez Homère seules les blessures sont prises en charge et que la médecine est une chirurgie (c'est la thèse de Malgaigne, éditeur des œuvres d'Ambroise Paré en 1840), et M. Grmek a remarqué fort justement que la maladie vécue au lit a moins aisément sa place dans une épopée, ce qui met en permanence les blessures au premier rang (cf. *Les maladies à l'aube de la civilisation occidentale,* Paris, Payot, 1994, p. 63). La classification chez Homère, telle que l'a reconstituée Daremberg, se fait à partir de la localisation des blessures (blessures au cou, aux membres, à la poitrine, etc.) : cf. *La médecine dans Homère*, *op. cit.*, pp. 59-81. À noter que l'*Odyssée* mentionne aussi la médecine : par exemple, au chant XVII, vers 383-385, le porcher Eumée cite le médecin comme étant un de ces « artisans qui rendent service à tous », à l'instar du couvreur, de l'aède, voire du devin.

[3] D'où *iatrikè technè, technè* pouvant être sous-entendu, littéralement l'art du soin, la médecine : en un sens, soin et médecine sont d'abord confondus.

Si on considère la médecine dans sa dimension pratique de *technè*, il y a bien une continuité entre les anciens temps de la Grèce et l'âge de l'hippocratisme, encore qu'il ne soit pas facile de « renouer le fil de la tradition » entre ces deux périodes, entre « les brillantes origines dans Homère et le moment de la plus vive splendeur à Cos et à Cnide »[1]. Les écrits médicaux sont rares dans cet intervalle. Des textes majeurs cependant attestent de l'évolution de l'idée de maladie, comme l'épisode, dans *Les travaux et les jours* d'Hésiode, où Pandore répand les maux de l'humanité[2], ou certaines œuvres des poètes « physiologues » et des philosophes « physiciens », ou bien certains des *Fragments* de Solon sur la nature et la médecine[3]. Au cours de cette longue période, « la scène médicale s'agrandit » et « le monument » - à savoir la future médecine hippocratique - « va s'élever peu à peu et prendre des proportions régulières »[4]. Constatant cette construction progressive, Daremberg conclut, de façon moins paradoxale qu'il ne semble, qu'il faut « débarrasser l'histoire » de la formule « Hippocrate père de la médecine », la naissance de l'art résultant non d'une invention survenue dans la seconde moitié du 5ème siècle av. J.-C. mais d'une série d'apports répartis dans le temps, continus et cumulatifs[5]. La question est alors de savoir quand naît véritablement une discipline et ce qui se

---

1 Daremberg, *État de la médecine entre Homère et Hippocrate*, Paris, Didier, 1869, p. 1.

2 Vers 240 et suivants.

3 Cf. Daremberg, *op. cit.*, pp. 5-11.

4 Voir aussi, malgré les avancées fortement ralenties par l'absence de dissection, les apports à la physiologie dans Hérodote (p. 19 sq.), les maladies selon Pindare (p. 23 sq.), les origines de la médecine selon Eschyle, Sophocle et Euripide (p. 25 sq.) ainsi que tout ce qui, dans ce texte très riche, montre Hippocrate comme ayant fait « son apparition au moment propice » et dans un contexte en quelque sorte déjà « médicalisé » (p. 31).

5 *Id.*, pp. 65-67. L'idée est bien que « la tradition médicale a été ininterrompue depuis Homère ». En revanche, Daremberg restreint dans l'espace ce qu'il a accordé dans le temps : il n'est pas démontré, estime-t-il, que la médecine « orientale » ait été plus ancienne que la grecque et en tout cas « elle n'a pas fait progresser la science ». Par conséquent, « tout procède de la Grèce » (*La médecine dans Homère*, *op. cit.*, p. 1).

passe pour qu'on puisse à un certain moment dire de la médecine qu'elle *naît* - et ce que signifie cette *venue au monde*.

Une conversion intérieure : la promotion de l'art

Une première réponse serait évidemment que son invention a été suspendue à l'apparition de l'élément de théorisation venu compléter la partie purement pratique de la *technè,* le *savoir-faire* hérité, comme nous l'avons vu, de la tradition. Dès lors, l'idée d'une naissance correspond à une rationalisation de la pratique et à une maîtrise croissante des processus qui conduisent à la production de l'objet de la *technè*, en l'occurrence la santé. La médecine se constitue au moment où ces processus sont entièrement soumis à une série de règles qui forment ensemble une méthode transmissible - on sait qu'à l'époque classique les Grecs définissaient le savoir comme *ce qui peut être enseigné*. Un mouvement de bascule va faire d'une simple pratique un savoir-faire supérieur où non seulement le *faire* secrète et alimente le *savoir* mais où le *savoir* dirige le *faire*. Ainsi, la *technè* médicale se réalise comme « activité dont la méthode est confirmée par l'objet qu'elle produit »[1], de sorte qu'elle se dégage du règne de l'opinion et de l'approximation et cesse d'être guidée seulement par la précieuse mais insuffisante familiarité avec le réel que confère l'expérience.

Alors que le guérisseur et *a fortiori* le charlatan peuvent guérir par hasard, le médecin soulage et guérit parce qu'il maîtrise la *technè*, « disposition à produire accompagnée de règle[2] » selon la définition d'Aristote dans l'*Éthique à Nicomaque.* La médecine - et il est significatif qu'elle soit d'emblée prise pour exemple - est citée dès le début de la *Métaphysique* comme une *technè* bien supérieure à la simple expérience (*empeiria*), à laquelle est rendu en même temps un hommage très appuyé pour

---

[1] Anne Balansard, *Technè dans les Dialogues de Platon, l'empreinte de la sophistique*, Academia Verlag, Sankt Augustin, 2001, p. 48. Cette analyse de la notion de *technè* éclaire particulièrement la *technè* médicale.

[2] Aristote, *Éthique à Nicomaque*, 1140 a.

avoir « enfanté chez les hommes l'art et la science ». En tant que *technè*, d'abord nourrie des « notions qui ont été déposées dans l'esprit par l'expérience », elle se reconnaît à sa capacité de construire et de mettre en œuvre des « conceptions générales qui peuvent s'appliquer à des cas analogues ». Autrement dit, l'expérience, selon la définition célèbre, c'est de savoir que tel remède a guéri Callias ou Socrate et l'art, c'est de savoir que telle sorte de maladie peut être guérie par telle sorte de remède[1]. Dans le même temps, elle pense ses finalités, ses limites et ses devoirs et elle conduit une réflexion résolue sur ses propres démarches. Dès le 5ème siècle, le traité de l'*Art,* discours polémique et apologétique, a pour principale fin d'affirmer que la médecine existe et qu'elle est bien une *technè* destinée à guérir les maux des hommes[2]. De nombreux textes rappellent ce paradoxe : l'hippocratisme est né dans un temps et dans un monde où la médecine n'existait pas en tant que telle, où elle avait à se montrer, à se démontrer et à exercer, outre son rôle propre, une permanente et contraignante fonction de proclamation[3]. La naissance de la médecine correspondrait ainsi à une sorte de mouvement de conversion de l'*art*, à un saut en avant de la pratique, à une ambition nouvelle et à une promotion à l'intérieur de la *technè* elle-même, en même temps que sont remis continuellement en question ces premiers acquis de la raison.

Daremberg faisait remarquer, en ce sens, que « la médecine grecque n'est sortie ni des temples, ni des gymnases, ni des écoles de philosophie mais de l'officine des médecins » et que « c'est en vertu de ses propres forces que la médecine grecque s'est transformée ». Et l'éloge qu'il faisait ensuite d'Hippocrate était un énoncé des conduites et des finalités dont la conver-

---

[1] Voir *Métaphysique*, livre A, 981 a. « C'est l'expérience qui a enfanté l'art et la science chez les hommes ». Le texte cite le *Gorgias* de Platon (448 c sq.) : « c'est l'expérience qui engendre l'art tandis que l'inexpérience ne doit le succès qu'au hasard qui la favorise ». Cf. aussi Platon, *Phèdre*, 268 a-c.

[2] Cf. *Art*, III, 2.

[3] Il y a ainsi une double dimension rhétorique de la pratique médicale : il faut convaincre d'éventuels patients d'une part de la validité de la médecine rationnelle et d'autre part de la compétence effective du praticien.

gence avait pu créer la médecine[1]. Thèse spontanéiste, en un sens, et qui rend compte en partie de l'innovation radicale, fondée sur une rupture avec le cours des pratiques et des savoirs, qu'a été la première médecine en Occident.

Cependant la médecine a été aussi, à l'époque d'Hippocrate, un élément majeur de la vie intellectuelle, de la culture et de la science en Grèce. L'« étape décisive », pour reprendre une autre appellation donnée à cet essor médical du 5ème siècle, a été marquée, comme le souligne Jacques Jouanna, par l'apparition pratiquement simultanée de l'art médical et d'une abondante littérature médicale. On retiendra l'observation de Xénophon dans les *Mémorables* : « les médecins ont beaucoup écrit »[2]. Au-delà de l'explication de cette multiplication des écrits par le fait que l'époque est marquée par le passage de l'oralité à l'écriture, on voit bien que la médecine a été non seulement la promotion d'un savoir-faire mais, par une espèce de saut, une source de la

---

[1] Daremberg, *Histoire des sciences médicales ... depuis les temps historiques jusqu'à Harvey,* p. 80 sq. On trouve dans ces pages une démonstration de la nature autochtone de la médecine grecque et de son autonomie scientifique : Hippocrate y apparaît bien comme l'héritier d'Homère. Voir aussi pp. 95-96 : « Personne depuis Hippocrate, n'a eu une plus haute idée de la dignité médicale ; personne n'a marqué plus de respect pour les malades et plus de sollicitude pour leur guérison ou pour leur soulagement et leur consolation ; personne, non plus, n'a montré plus d'admiration pour les utiles découvertes, plus de soin à les perfectionner ; plus de déférence pour les médecins consciencieux qui appliquent leur intelligence à toutes les parties de l'art, si faibles qu'elles soient, plus d'indulgence pour les erreurs inséparables de toute science et de tout art, [...] plus d'éloignement pour les médecins qui, tout occupés de leur fortune et de leur réputation, font étalage de leur savoir, caressent les préjugés du vulgaire, et règlent leur conduite sur le profit qu'ils en retireront. Personne, enfin, qui ait fait preuve d'autant d'expérience et de bon jugement dans les relations journalières que la profession médicale établit entre le médecin, le malade et les gens du monde ». Si ce texte conserve une étonnante actualité, il doit néanmoins être lu dans le contexte du 19ème siècle : paru en 1870, il porte encore la trace du changement de statut de l'hippocratisme, qui vient d'entrer dans l'histoire en sortant de la Faculté de Médecine. Sur ce point, voir plus loin, pp. 23-25, le rôle de Laennec au tout début du siècle.

[2] Cf. le début de l'étude J. Jouanna sur « La naissance de l'art médical occidental » in M. Grmek, *Histoire de la pensée médicale en Occident*, Paris, éd. du Seuil, 1995, pp. 25-27.

science grecque dès ses origines. Elle a été surtout le modèle de l'observation rigoureuse et du rejet de toutes les fictions nées d'une imagination excessive. Comme l'a démontré Gomperz[1], elle a, bien plus que d'autres disciplines, mis en œuvre la « spéculation inquiète et vagabonde »[2] qui a été la marque de l'esprit hellène, se glissant sans aucun mal dans les rivalités déjà très vives entre les centres intellectuels de la Grèce. Un regard sur la pensée scientifique grecque montre l'existence des deux imposants monuments qu'ont été le *Corpus hippocratique* et le *Corpus aristotélicien* et la part essentielle que la médecine a prise dans l'édification du concept de nature (*phusis*), dont on sait le rôle absolument essentiel qu'il a joué dans l'essor de la science antique[3].

Médecine et philosophie

Plus largement encore, la médecine a été tenue très tôt pour une discipline de haut rang. Werner Jaeger, qui l'a analysée comme un « idéal culturel grec »[4], souligne que Platon parlait d'elle en termes flatteurs parce qu'elle était corrélée à la philosophie, et tout particulièrement à la morale socratique, qu'elle donnait l'image d'une discipline qui a le pouvoir de changer la vie des hommes et qu'elle était représentative d'un nouveau mode de relation entre le savoir et la pratique. Elle a été, en effet, un modèle pour la philosophie autant que la philosophie a été un modèle pour elle. En désignant « le grand Hippocrate » comme *iatros sophos isotheos*, c'est-à-dire médecin- philosophe et par

---

[1] Theodor Gomperz, *Les penseurs de la Grèce. Histoire de la philosophie antique,* I, III, ch. I, éditions Manucius, Houilles, 2008, pp 15-22.
[2] *Id.*, p. 48.
[3] Cf. l'analyse de Pierre Hadot dans *Le voile d'Isis*, Gallimard, Paris, 2004, et notamment, sur la contribution de la médecine hippocratique à ce processus conceptuel, pp. 39-44. La science commence en général avec la connaissance du « pourquoi des choses », dit Aristote (*Métaphysique*, 981 a-b).
[4] Werner Jaeger, *Paideia : The Ideals of Greek Culture, Vol. 3, The Conflict of Ideals in the Age of Plato.* New York et Oxford, Oxford University Press, 1986.

conséquent égal à un dieu[1], Aristote évoquait cette unité de la médecine et de la philosophie qui a marqué le développement de la pensée grecque et qui prévalait encore, et peut-être même plus que jamais, à l'époque du Lycée.

La philosophie apporte alors à la médecine la puissance de son appareil conceptuel innovant. Elle montre comment la nature, la causalité, la nécessité, l'erreur, l'accès à la connaissance par l'observation et par l'expérience peuvent être pensés, avec l'idée d'un déterminisme, d'un ordre du monde qui explique et garantit la régularité des phénomènes, ce qui aidera la médecine à se doter d'un cadre théorique, à dépasser la démarche empirique et à se fonder en tant que savoir. Elle sera pour les philosophes une source presque inépuisable de notions et de références, dont l'exemple le plus significatif est sans doute l'*arétè*, la notion d' « excellence et de valeur »[2], empruntée par Platon à la médecine afin de construire l'idée de vertu sur celle de santé. C'est aussi dans des écrits médicaux qu'Aristote découvrira la notion de *juste milieu*, prise au lexique de l'*Ancienne médecine*, traité qui fournit à Platon la comparaison du médecin et du pilote, au centre de la catégorie des « arts du salut ». Ces contacts sont favorisés par le fait que, comme Hippocrate, les médecins sont souvent philosophes et les philosophes parfois médecins.

La véritable séparation des deux disciplines n'aura lieu que plus tard, à l'époque romaine, quand Hippocrate ne sera plus que « prince de la médecine », selon la formule de Pline. Celse lui attribuera alors le mérite d'avoir dissocié la médecine de la philosophie[3]. Ces fluctuations des lignes de partage au sein de l'aventure intellectuelle de la Grèce soulignent que l'histoire de la médecine est, pour une large part, celle de sa relation avec la philosophie : ensemble elles font se rejoindre dans une même vidée humaniste les deux grands idéaux, physique (santé-force-

---

[1] *Sophos*, initié à la sagesse, savant, instruit, est à l'époque classique le mot couramment employé pour désigner les philosophes.

[2] Cf. Pierre Chantraine, *Dictionnaire étymologique de la langue grecque*, Klincksieck, Paris, 2009, p. 103.

[3] Celse, *De medicina*, livre I : « *Ab studio sapientiae hanc disciplinam separavit* ».

beauté) et moral (courage-tempérance-justice), le soin de l'âme et le soin du corps étant symétriques et complémentaires. La médecine, fertilisée par son contact et même, souvent, par son conflit avec la philosophie[1], devient très vite un nouvel empire de savoirs, vrais ou faux.

L'ignorance et le savoir : continuités et ruptures

Ce n'est pourtant pas tant le savoir accumulé par les praticiens qui a instauré la médecine que sa capacité de faire face à l'ignorance, d'y trouver non un obstacle mais un tremplin et une exigence, et surtout de « se développer sans être fondée sur de plus profondes assises »[2]. Pendant que Socrate montre aux Athéniens comment faire de l'ignorance un levier pour la recherche de la vérité, la médecine hippocratique fait son chemin grâce à ce qu'on a appelé son « génie sceptique »[3]. De toute évidence, l'invention de la médecine a été, en ce sens, une anticipation sur des savoirs encore absents - et très loin d'être établis - auxquels il fallait bien trouver une théorie de substitution : d'où cette tonalité épistémologique particulière d'espérance du savoir[4] et d'attente éperdue qui est une caractéristique de certains textes du *Corpus* et tout particulièrement, nous le verrons, des *Aphorismes*, porteurs d'un double mouvement d'ouverture et de clôture de l'observation, d'affirmation d'une *vérité sous condition* offerte à l'expertise encore à venir de qui la reçoit[5]. Faute d'un savoir de référence suffisant, c'est du malade que le médecin doit tout attendre ou presque pour s'instruire. À partir de l'expé-

---

[1] Sur le lien entre écrits hippocratiques et courants philosophiques cf. Klippel, *La médecine grecque dans ses rapports avec la philosophie*, Paris, 1937.
[2] *Id.*, p. 70.
[3] *Id.*, p. 71. Sur les liens entre le *Corpus hippocratique* et le mouvement intellectuel en Grèce ancienne, voir p. 27 sq.
[4] Sur ce point, voir aussi plus loin, p. 20 sq, l'*ontogénèse* de la médecine.
[5] Sans doute est-ce l'origine de la comparaison souvent faite (et utilisée par Georges Canguilhem) entre les *Aphorismes* et un *bréviaire,* où se trouve une double démarche, analytique et synthétique : en tant que condensé, le « bréviaire » des *Aphorismes* rend d'une certaine façon compatibles la vie qui est *courte* et l'art qui est *long* (Section I, aphorisme 1).

rience accumulée, c'est la médecine elle-même qui se donne un corps de connaissances tout en conférant à l'expérience, en sens inverse, son fondement et sa justification. D'où le lien si particulier entre cette première médecine et le domaine du soin, qui d'abord se superposaient et que le Moyen Âge et les époques qui suivront disjoindront et mettront progressivement en tension l'un par rapport à l'autre.

Quoi qu'il en soit, les mécanismes complexes de passage de l'ignorance au savoir - et vice-versa, lorsque la science établie est remise en cause - recouvrent tout aussi bien des ruptures que des continuités, formant un tracé peu linéaire[1]. Le caractère de *début* de la médecine grecque n'est guère contestable. Il existe certes des sources plus anciennes[2], notamment venues d'Orient. Cette dette est indéniable, mais la constitution de la science, son édification en disciplines autonomes ainsi que la capacité de regard critique porté sur soi apparaissent bien comme l'œuvre de la science hellène. La démarche scientifique en effet n'a pas pour point de départ l'accumulation de premiers savoirs. Elle passe par la construction, préalable ou simultanée, de ce qui va rendre possible et permanent l'*accès* au savoir. Car rien ne permet d'interroger d'emblée le réel, de le poser sans aucun *détour* comme étant l'objet immédiatement donné de la connaissance. Celle-ci s'institue toujours par opposition à un mode de connaissance antérieur : toute découverte suppose la capacité de résister à la tendance de l'esprit à accepter les apparences ou à conserver les savoirs établis[3]. Des apparences, il s'agit de rendre raison, et les savoirs doivent être intégrés grâce à un processus de théorisation. C'est sans doute en ce sens que la médecine hippocra-

---

[1] Sur la critique des « chevauchées rectilignes et solitaires » en histoire de la médecine, cf. les analyses de F. Meyer et P. Triadou dans *Leçons d'histoire de la pensée médicale. Sciences humaines et sociales en médecine*, Odile Jacob, Paris, 1996, pp. 11-23 (puis pp. 25-53 sur la pensée hippocratique).

[2] Sur la juste place à accorder à l'héritage oriental et sur son exagération par les Grecs eux-mêmes à partir du 4ème siècle, voir René Taton, *La science antique et médiévale*, PUF, Paris, 1994, pp. 204-205.

[3] Voir sur ce point G. Bachelard, *La formation de l'esprit scientifique*, Vrin, Paris, 2005.

tique a pu faire de ses *débuts* un *commencement*, autrement dit une avancée irréversible. La médecine s'édifie à partir de ce commencement par *ontogenèse*, par un processus de conquêtes pratiques ou théoriques entrecoupées de bouleversements dans le champ des concepts, d'abandons, de reprises, de ruptures et d'évolutions sources tour à tour de blocages, d'attentes, de révolutions, de progrès. Ontogenèse veut dire que c'est la médecine qui construit la médecine, selon un modèle qui rappelle, à un autre niveau, le dogmatisme créateur et ouvert du *Pronostic*[1].

De l'ambiguïté du commencement

Pour autant, ce commencement hippocratique ne fournit pas à l'historien de la médecine une clé universelle. Il n'ouvre pas pour la suite des temps un parcours étale, dont il n'y a aurait plus qu'à décliner les étapes plus ou moins accidentées et les avancées plus ou moins sporadiques. D'abord, selon la manière dont on définit la *médecine*, le repère appelé commencement se trouve déplacé. Ainsi l'activité *rationnelle* de soin est évidemment bien plus tardive que l'activité *traditionnelle*. La médecine appuyée « sur des principes, des méthodes et des techniques »[2], conduisant à celle que nous appelons *occidentale* et tenons pour *moderne*, autrement dit celle à laquelle nous nous sentons reliés et que nous posons comme l'*initium* de la nôtre peut être, en effet, celle d'Hippocrate. D'un autre côté, une médecine a existé longtemps avant elle - ce qu'a pour fonction de symboliser la grande légende des seize premières générations d'Asclépiades[3]. Le commencement hippocratique résulte en réalité du choix que

---

[1] Hippocrate, le *Pronostic*, Les Belles Lettres, Paris, 2013, pp. XXVI-XXVII. Le commentaire met en évidence la conjonction d'une démarche « directive », au nom d'un savoir, d'une certitude (au moins procédurale) et d'une orientation heuristique, tournée vers une enquête permanente provoquant une extension du savoir.

[2] Jean-Charles Sournia, *Histoire de la médecine*, La Découverte, Paris, 1997, p. 11. L'auteur pose d'emblée la question : « où commencer une histoire de la médecine ? »

[3] Hippocrate naît à la 17ème génération dans la descendance d'Asclépios.

nous faisons d'une certaine rationalité et d'un certain *niveau* de science, réel ou apparent. Car on peut penser, inversement, que la médecine grecque est « encore tributaire de catégories magico-symboliques »[1] ou que la médecine archaïque a été « moins primitive qu'on ne croit », de telle sorte qu'elle participe aussi d'un certain commencement. Ou que la médecine grecque a constitué une rupture décisive par rapport à une première période créatrice, ce qui permet de tenir l'hippocratisme pour une « révolution antique »[2], un moment où déjà se produit un radical « changement de paradigme »[3] : ambiguïté du commencement, car toute révolution atteste de l'existence de qu'elle abolit et en confirme l'antériorité tout en annonçant un univers nouveau. En ce sens, la médecine hippocratique est peut être « un premier épanouissement plutôt qu'une naissance »[4].

D'autres critères peuvent déplacer ce commencement médical. L'efficacité de la médecine moderne peut même conduire à une disqualification de la médecine antique : « il y a en somme peu de temps que la médecine *proprement dite* [...] dispose des moyens réels de ses ambitions. Depuis ses origines antiques multiples [...] l'art médical oscille entre des références métaphysico-religieuses, des pratiques magiques et des fondements à prétention objective mais incertains et fragiles ». On remarque néanmoins que « l'inefficacité ne dissuade pas les médecins d'exercer [...] depuis les temps préhistoriques »[5]. En un certain sens, l'application de ce critère d'efficacité pourrait conduire à la conclusion que la médecine n'est pas encore fondée et même ne pourra jamais l'être, ce qui renverrait son commencement à

---

[1] D. Folscheid, B. Feuillet- Le Mintier, J.-F. Mattéi, *Philosophie, éthique et droit de la médecine,* PUF, Paris, 1997, p. 65.

[2] *Id.*, pp. 101-110, J.-F. Mattei, « La révolution antique : d'Alcméon à Galien ».

[3] Ph. Hecketsweiler, *Histoire de la médecine*, Ellipses, Paris, 2010, p. 53.

[4] M. Grmek, *Histoire de la pensée médicale en Occident*, *op. cit.*, p. 25. Cf. aussi p. 21 la place du passé et du présent dans la compréhension historique.

[5] J.-C. Ameisen, P. Berche, Y. Brohard, *Une histoire de la médecine ou la souffle d'Hippocrate,* Université René Descartes et éditions de La Martinière, Paris, 2010, p. 11.

un futur indéterminé, symétrique de la préhistoire sans fin du geste médical. Néanmoins on pourrait aussi dater « l'accession de la médecine à une efficacité lui donnant enfin les moyens de son ambition » à des moments précis du temps, à des *tournants* majeurs, par exemple telle découverte importante « de Jenner, Pasteur et Domagk »[1].

La source intemporelle de l'ontogénèse

La thèse du tournant crée cependant autant de problèmes qu'elle en résout : elle est un dispositif parallèle à celui du *précurseur* dont Canguilhem avait montré - comme pour d'autres formes de décomposition du *chronos* - les limites en histoire des sciences[2]. Quelle place faudra-t-il donner à ces tournants en tous genres que sont les anticipations, les découvertes ou les *travaux* de Fracastor, de Harvey, de Vésale, de Laennec, de Fleming ?

Car l'ontogenèse est sans fin, elle est un continuel rebond de la médecine sur elle-même, qui active le progrès des sciences autant qu'elle en est le fruit. La médecine s'invente et se réinvente, d'une certaine manière, à chaque découverte - et pas seulement technique. Son histoire est faite de ces découvertes et on peut même penser qu'elle en est la liste toujours béante[3]. La question est alors de savoir si une telle liste peut avoir un commencement qui ne résulte pas simplement d'un ordre de présentation mais qui le commande et qui lui donne son sens, qui définit un véritable *à partir de*, une source absolue et devenue intemporelle : non plus un moment *daté* mais un moment qui *fait date*. Que cette source soit le mouvement hippocratique semble être en même temps une impossibilité et une évidence. Comment en effet cette médecine aurait-elle pu, au 5ème siècle av. J.-C., surgir *pour toujours* ? Mais comment, à l'inverse, ne pas la

---

[1] *Id.*, p. 12.

[2] Cf. G. Canguilhem, *Études d'histoire et de philosophie des sciences*, Vrin, Paris, 1968, p. 21. Et p. 23 : le précurseur est « une créature de certaine histoire des sciences et non un agent du progrès de la science ».

[3] Cf. l'étonnante impression produite par *Le petit livre des grandes découvertes médicales* de N. Craft, Dunod, Paris, 2009, qui s'appuie sur Roy Porter.

reconnaître, jusqu'aux plus proches développements de la modernité[1], dans des avancées qui se rattachent par tant d'aspects à l'innovation première et fondatrice qu'elle a été ?

Cette problématique tient son importance de la fonction explicative que le passé (l'Antiquité) et le présent (la modernité) exercent l'un par rapport à l'autre. Selon la remarque de Marc Bloch, non seulement « l'incompréhension du présent naît fatalement de l'ignorance du passé » mais encore « il n'est pas moins vain de comprendre le passé si on ne sait rien du présent »[2] ou si, le connaissant, on l'*oublie.* Encore faut-il que la discontinuité entre la médecine moderne et la médecine antique ne dépasse pas une certaine limite, qu'il y ait encore entre elles quelque chose de commun. On sait par exemple à quel point le savoir médical hippocratique est sujet à caution. Les résultats de l'examen critique auquel Robert Joly l'a soumis[3] apporteraient à eux seuls les éléments d'une disqualification scientifique : étiologie fantaisiste[4], obstacles substantialistes au sens où l'entend Bachelard[5], présence d'une « physique du récipient »[6], « règne de la qualité », « quantification aberrante »[7]. Par-delà la qualité exceptionnelle de l'observation et la rigueur de l'établissement des faits, ce savoir est marqué par un « anthropomorphisme spontané » et un accès limité à l'expérience : celle-ci ne dépasse pas le stade qualitatif et analogique[8] et la recherche se trouve ainsi livrée à une démarche principalement spéculative et dé-

---

[1] Pensée antique et pensée moderne, dit Littré, « se fécondent l'une l'autre ». Sur la permanence de l'art et en même temps les contradictions de l'art antique et de la médecine contemporaine, cf. H. King et V. Dasen, *La médecine dans l'antiquité grecque et romaine,* BHMS, Lausanne, 2008, pp. 3-32.

[2] Cf. Grmek, *op. cit.*, p. 21. Voir aussi, même page, la question du *présentisme* et du *contextualisme*.

[3] Cf. *Le niveau de la science hippocratique. Contribution à la psychologie de l'histoire des sciences*, Les Belles Lettres, Paris, 1966. L'introduction (pp. 1 à 30) comporte nombre d'indications historiques, critiques et épistémologiques.

[4] *Id.*, p. 33. Le mot est emprunté à Louis Bourgey.

[5] *Id.*, p. 57 sq.

[6] *Id.*, pp. 75-81.

[7] *Id.*, pp. 102-111.

[8] Cf. M. Grmek, *Le chaudron de Médée*, Synthélabo, 1997, pp. 18 sq et 43-57.

ductive. Les conditions de naissance d'un savoir médical semblent encore absentes, même si leur conquête est engagée.

On peut cependant faire l'hypothèse que si cette médecine est bien l'*à partir de*, la source de l'art, elle le doit à l'autre part de sa double nature de *technè* et qu'elle a été un début décisif en termes de thérapeutique. En fait, on trouvera, là encore, beaucoup plus d'intérêt porté à l'approche du malade et aux aspects en quelque sorte programmatiques de l'action du médecin qu'à l'efficacité ou à la qualité des traitements proposés. Il est vrai que, dans l'hippocratisme, c'est la nature qui soigne[1] : *natura mediatrix* est un principe essentiel, qui traduit une vue pénétrante et éternellement vraie de l'action médicale. Mais force est de constater qu'il justifie dans l'Antiquité - et pour longtemps - une thérapeutique souvent incertaine et parfois inconsistante. Le traitement n'est pas le sujet le plus attrayant ni d'ailleurs le plus souvent abordé dans les études hippocratiques. Dans un système où c'est la nature qui guérit, le traitement n'a sa place que lorsque le malade est démuni de défense. Et dans ce cas, il n'existe que deux possibilités. Ou bien la cause du mal peut être connue, cas de figure qui n'est pas prédominant compte tenu de l'état de la science et des moyens d'investigation, et le médecin applique alors la *loi des contraires* : ôter ce qui est en trop, équilibrer, procéder à l'ablation, etc. Ou bien la cause n'est pas connue, ce qui est le cas dans la plupart des maladies internes, et il faut recourir au principe inverse, la *loi des semblables*, par exemple faire absorber ce qui rendrait malade un homme sain[2].

En toute hypothèse, il s'agit toujours de restaurer un tout, une unité organique, postulée plus que connue, et d'agir sur sa relation avec le milieu, tout en respectant le moment opportun, (*kairos*). D'où le caractère dominant de tous les actes de purification et de purgation (*catharsis*), opérés de manière directe ou indirecte. La médication par tisanes, décoctions, baumes, bains,

---

[1] Le concept de *nature* renvoie tantôt au tout du *cosmos* et tantôt à celui des natures individuelles.

[2] Cf. l'étude synthétique d'A. Virieux-Reymond, *Les grandes étapes de l'épistémologie jusqu'à Kant*, Patino, Genève, 1986, pp. 9-13.

onguents, lavements, fumigations, purgatifs (comme le ricin), vomitifs (comme l'ellébore), gymnastique, régimes, complète cette intervention finalement peu différenciée[1]. Mais la médecine hippocratique connaît son insuffisance et s'active à la corriger par davantage de savoir, par exemple en concevant, on le voit dans *Épidémies*[2], des indices-clés ou des concepts qui prennent place aux frontières de l'observable et de l'intelligible, tels la crise, la coction, le jour critique, la crase, la métastase, le paroxysme, la récidive[3], qui rythment le déroulement de la maladie et permettent de comprendre et de saisir, en application du principe d'analogie, l'invisible dans le visible.

De la permanence de la **technè** *et de son rapport au savoir*

Sans doute est-ce dans la transmission de ce type de recherche éperdue du savoir, si balbutiante et périmée qu'elle paraisse en raison justement de son caractère premier, qu'on peut saisir le fil qui relie la médecine moderne à son passé antique. Chacun connait le rôle éminent qu'a joué Laennec au moment si particulier de l'histoire de la médecine où, vers le début du 19ème siècle, l'hippocratisme a perdu sa position de science et même de pratique dominante très longtemps incontestée[4]. D'une part, Laennec a consacré sa thèse à Hippocrate et il avait reçu, pourrait-on dire, une formation hippocratique. D'autre part, il avait passé de longues années à se préparer à occuper la chaire dite de « doctrine d'Hippocrate ». Au moment où va s'affirmer, dans un mouvement de rupture, la méthode anatomoclinique, la tra-

---

[1] Sur la thérapeutique et les soins hippocratiques, voir plus loin, III, p. 66-73.
[2] Cf. les indices énumérés dans *Épidémies*, I, 10.
[3] Sur ces notions, voir plus loin, p. 87 sq.
[4] La résistance à la création d'une chaire d'histoire de la médecine à Paris et les avatars qui l'ont suivie sont pleines d'enseignement : cf. à ce sujet Isabelle Wohnlich-Despaigne, *Les historiens français de la médecine au XIXe siècle et leur bibliographie*, Vrin, Paris, 1987, p. 12. À noter que le *Canon* d'Avicenne avait eu dès le 18ème siècle ce même statut limitatif d'ouvrage *historique* que va connaître à son tour le *Corpus hippocratique*.

dition hippocratique semble renvoyée à l'histoire et confiée à tout jamais aux philologues. En un quart de siècle sont apparus tellement de « nouveaux objets », selon le mot de Michel Foucault, que le discours médical s'est « modifié plus profondément que [...] depuis la médecine grecque »[1].

La thèse de Laennec *Propositions sur la doctrine d'Hippocrate, relativement à la médecine pratique*[2] présente le grand intérêt de rechercher ce qui, par-delà le changement de discours dont Laennec a été le contemporain et l'acteur, constitue malgré tout le fil ininterrompu de la médecine. On trouve, placé en exergue, un passage du traité hippocratique *Sur l'ancienne médecine* qui affirme, d'une manière hautement significative au moment où il est cité mais encore plus surprenante si on le replace dans l'époque où il a été écrit, que « la médecine n'est pas une science nouvelle » et que « depuis longtemps ses principes sont trouvés et sa route tracée »[3]. Ce texte magnifique, qui est si tôt annonciateur de la pérennité de l'art médical, repose sur l'impossibilité de rompre le lien entre la médecine déjà faite et la médecine à faire : « si quelqu'un, rejetant les travaux de ses prédécesseurs, et méprisant tout, cherche par un autre chemin et avec une autre manière de voir[4], et qu'il se flatte d'avoir trouvé quelque chose, il se trompe et il trompe les autres ».

Laennec recherche à son tour, dans l'analyse qu'il a entreprise de l'œuvre d'Hippocrate, l'élément de permanence évoqué par *Ancienne médecine* et il le découvre dans la séparation entre la doctrine et la méthode. La doctrine « est l'exposition des

---

[1] Michel Foucault, *L'archéologie du savoir*, Gallimard, Paris, 1969, p. 232. On trouvera à la même page une liste détaillée de ces « objets ». Voir aussi, pp. 233-239, la *différenciation* en archéologie.

[2] Thèse soutenue à l'École de Médecine le 22 prairial an XII, Didot, Paris, 1804.

[3] *Ancienne médecine*, ch. 2. On remarquera ce « depuis longtemps » antique.

[4] Laennec ne ferme pas la voie à l'innovation, qui se situe sur un tout autre plan : le progrès est nécessaire mais la recherche se fait dans une perspective de continuité. Cf., à titre d'exemple précis, l'analyse du rôle d'Hippocrate dans l'élaboration de la sémiotique de Laennec dans J. Pigeaud, *L'Hippocratisme de Laennec,* Bulletin de l'Association Guillaume Budé, n°3, octobre 1975, pp. 357-363.

rapports [...] sous lesquels il a envisagé la maladie ». Les médecins examinent toujours les faits « sous quelques-uns de leurs rapports seulement » et « souvent des rapports différents », ce qui explique les divergences d'appréciation et les écarts entre des traditions médicales diverses. Ces « idées systématiques » qui diffèrent les unes des autres « peuvent être adoptées ou rejetées », parce qu'elles ne sont qu'un « cadre propre à mettre de l'ordre dans les faits ». Par conséquent « elles sont ce qu'il y a de plus variable [...], chaque école, chaque âge a les siennes ». Au contraire, la méthode - et donc la méthode d'Hippocrate, en tant qu'elle est d'emblée modèle de toute médecine - « doit être universellement suivie parce qu'elle est prescrite par la nature des choses »[1], en plein accord avec la définition de la médecine comme étant l'art « qui ne peut exister sans l'observation des maladies »[2] : précision d'une extrême importance épistémologique, malgré son aspect anodin[3].

Reconnaître dans le soir l'œuvre du matin

En réalité, elle régit, en quelque sorte par avance, le statut et la place des disciplines scientifiques (comme l'anatomie ou la physiologie) dans le champ de la *technè* et elle pose l'ambiguïté du lien entre la médecine et le savoir. Le médecin est par définition *celui qui sait* : le diagnostic suppose la connaissance des maladies, le pronostic celle de cas antérieurs, des causes du mal et des effets du traitement. Pour autant, la médecine ne se réalise pas dans la quête de la connaissance, dans un pur désir d'*épistémè*. Elle n'est pas l'histoire naturelle des maladies, elle n'est pas davantage l'état actualisé des médications : c'est bien

---

[1] Laennec, *op. cit.*, pp. 6 et 10. En médecine, les principes ne peuvent être adoptés que s'ils sont « prouvés par un « grand nombre de faits », dit Laennec (p. 9) qui s'appuie sur le livre I d'*Epidémies*, où est citée une règle de pronostic qui ne peut pas être établie « parce qu'elle ne repose que sur quatre faits ».

[2] *Id.*, p. 9.

[3] Sur une définition récente de la médecine et sur ses différents aspects épistémologiques et historiques, cf. le *Dictionnaire de la pensée médicale*, Paris, P.U.F., 2004, pp. 433-434.

l'action de soulager, de soigner et de guérir qui est au cœur de la *technè* médicale et cette intentionnalité seule lui donne son sens et sa valeur et exprime sa vérité.

Laennec s'appuyait déjà, implicitement, sur une importante distinction, que Canguilhem a précisée en invoquant Bachelard, entre « deux sortes d'histoire des sciences, celle des connaissances périmées et celle des connaissances sanctionnées, c'est-à-dire encore actuelles parce qu'agissantes »[1]. Cette distinction explique à elle seule que « le temps de l'histoire des sciences ne saurait être un filet latéral du cours général du temps ». En effet « l'objet du discours historique est l'historicité du discours scientifique, en tant que cette historicité représente l'effectuation d'un projet intérieurement normé, mais traversée d'accidents, retardée ou détournée par des obstacles, interrompue de crises »[2].

En ce sens, l'histoire de la médecine peut énoncer un commencement hippocratique à condition de donner à « cette filiation un statut de continuité »[3], de rechercher dans le déroulement historique sa source intemporelle et de saisir la médecine

---

[1] *Études d'histoire et de philosophie des sciences*, *op. cit.*, p. 13. L'ouvrage de Bachelard cité en note est *L'activité rationaliste de la science contemporaine.*

[2] *Id.*, pp. 17 et 19. Cf. aussi p. 18 : « En aucune façon l'histoire des sciences ne peut être l'histoire naturelle d'un objet culturel. Trop souvent elle est faite comme une histoire naturelle parce qu'elle identifie la science avec les savants et les savants avec leur biographie civile et académique, ou bien parce qu'elle identifie la science avec ses résultats et les résultats avec leur énoncé pédagogique actuel ». Comme le remarquait Canguilhem, la réponse à la question « qu'est-ce que l'histoire des sciences ? » est bien loin d'être contenue « dans l'expression même d'histoire des sciences ou de la science » (pp. 9-10).

[3] *Id.*, p. 184. Cf. le chapitre « L'histoire des sciences dans la pensée épistémologique de Gaston Bachelard », pp. 173-186, et le dernier texte du livre sur la médecine, « Thérapeutique, expérimentation, responsabilité », pp. 383-391. D'une part, « en médecine [...], la tradition se voit toujours plus dépréciée par l'accélération des inventions » et « l'engouement pour le progrès technique privilégie la nouveauté par rapport à l'usage » (p. 383). D'autre part, « les médecins ont toujours expérimenté, en ce sens qu'ils ont toujours attendu un enseignement de leurs gestes ». Et « soigner c'est faire une expérience » car « on ne peut pas ne pas expérimenter dans le diagnostic, dans le pronostic, dans le traitement » (p. 389).

à la fois dans la perfection de son projet et dans son perpétuel inachèvement car elle est par essence, comme Descartes l'a si bien montré, une « science inachevée et exemplaire »[1].

Du système complexe de discontinuités et de continuités dont elle est issue, la médecine antique permet une lecture à rebours, prenant la mesure du présent à partir du passé, « faisant apparaître, à travers les différents épisodes d'un savoir scientifique un *cheminement ordonné latent* »[2]. Elle peut aussi donner à relire sous un jour médical des catégories venues pour la plupart de l'Antiquité : technique, théorie, éthique, médecine, histoire de la médecine, histoire des sciences, sans parler des nombreuses notions proprement médicales. Elle est surtout l'*archè* de la médecine[3], le système *archivé* mais vivant de l'apparition du discours médical, car l'archive est « ce qui fait que toutes les choses dites ne s'amassent pas indéfiniment dans une multitude amorphe et ne s'inscrivent pas dans une linéarité sans rupture »[4]. La médecine antique donne à voir le matin de la médecine, elle permet au soir de se reconnaître comme soir et elle s'offre comme l'avènement d'une origine.

---

[1] Vincent Aucante, *La philosophie médicale de Descartes*, PUF, Paris, 2006, p. 428.

[2] Michel Foucault, *Dits et écrits*, IV, 1980-1988, Gallimard, Paris, 1994, p. 765-776. Ainsi, le savoir actuel n'est qu'un « moment » qu'on a à situer dans un espace-temps idéal, selon les termes que M. Foucault emprunte à Suzanne Bachelard. L'histoire des sciences n'est pas une « lente épiphanie du vrai » (p. 769), qui serait lisible dans le seul sens du progrès.

[3] Le traité hippocratique *De l'Ancienne médecine* abordait déjà cette question de l'*archè :* la médecine remonte à des temps lointains (*palai*), est-il dit, mais plus précisément à la découverte du régime approprié (c. 3).

[4] Michel Foucault, *L'archéologie du savoir*, Gallimard, Paris, 1969, p. 177. L'archéologie se définit comme ce qui dans un domaine donné du savoir nous « parle de coupures, de béances, de formes entièrement nouvelles de positivité et de redistributions soudaines » (p. 231).

II

Du mode d'existence de la médecine antique

Antiquité signifie ici *origine*. L'antiquité de la médecine grecque n'est pas simplement *chronologique*. En vérité, dans l'énoncé *médecine antique*, antique renvoie à deux aspects différents du passé. D'un côté le passé qui s'est éloigné, celui dont nous sépare un grand intervalle de temps. D'un autre côté, celui qui persévère dans le présent, qui nous parle encore de l'aurore, qui proclame une origine. Faute d'être un commencement absolu, toujours difficile à saisir, la médecine antique est du moins « un de ces tournants [qui] disent une origine »[1], comme disait René Taton pour traduire le vertige singulier que provoque toujours l'utilisation de catégories mouvantes ou en voie de constitution. Le seuil à partir duquel s'est installée, sous le nom de médecine, une activité *scientifique* est d'autant plus incertain que l'idée de science n'existait pas encore et que c'est précisément la médecine, de l'avis unanime des historiens des sciences, qui a apporté à l'essor de la science grecque une contribution décisive. La médecine en effet a supposé une *certaine science* et la science, inversement, une *certaine activité rationnelle*, fût-elle pratique et artisanale, dont la *technè* médicale a été incontestablement un modèle.

Platon et la médecine : examen critique et évaluation

Pour cette raison, le *Corpus hippocratique* est tenu à juste titre pour une « grande source d'information sur la science grecque de la nature »[2], même si *science* est une catégorie moderne et non pas ancienne : le grec ne disposait pas d'un vocable unique

---

[1] R. Taton, *La science antique et médiévale, op. cit.*, p. 203.
[2] *Id.*, p. 67.

pour désigner la science en général, du moins ce qu'à présent nous appelons science[1]. L'affirmation de la médecine intervient lorsque ce que nous traduisons par science, l'*épistémè*, arrive à l'existence[2]. Il n'y a pas, *stricto sensu*, de *science* avant Platon, en ce sens que c'est la réflexion platonicienne qui a dégagé, unifié et délimité le concept de science : de fait, « si, au 4ème siècle avant Jésus-Christ, Platon n'avait pas cherché à définir la science, les mathématiciens continueraient peut-être à considérer que les principales sciences sont la géométrie, la cordonnerie, la menuiserie et la poterie ». C'est chez un mathématicien ou tout aussi bien chez un artisan que l'on peut, aux dires de Théétète, aller apprendre la science[3]. La médecine est un de ces *arts* dont, chez Platon, la science naît. On connaît l'hésitation qui parcourt les *Dialogues* à propos de ce rôle de modèle du savoir, de savoir directeur en quelque sorte, qui a été attribué quelque temps à la médecine avant de revenir, après le tournant de la *République*, à la seule mathématique[4].

Quelles que soient les faiblesses ou les imperfections dont Platon fait le reproche à l'art médical, ou plutôt à son exercice, il est clair que la naissance de la médecine se confond, au moins en partie, avec celle de la science ou de l'idée de science.

Certes la médecine demeure une *technè*, pensée, de manière surprenante au regard de notre conception moderne, comme une *technè* de production : « le travail du médecin est de produire des *choses médicales* comme celui du constructeur de produire des ouvrages de construction » explique Socrate dans *Cratyle*[5]. Déjà, dans le *Gorgias*, la médecine avait été définie de façon presque utilitaire : « de même que l'art qui nous débarrasse de

---

[1] Cf. G.E.R. Lloyd, *Une histoire de la science grecque,* La Découverte, Paris, 1990, pp. 9-11 et p. 151 sq., l'influence de la médecine sur la science grecque.

[2] L'*épistémè* (la science) est ce qui se distingue d'une part de l'art (*technè*) et d'autre part de l'expérience (*empeiria*).

[3] Cf. Platon, *Théétète*, 146 c-d et l'analyse de J.-B. Gourinat dans *Les philosophes et la science*, sous la direction de P. Wagner, Gallimard, Paris, 2002, p. 69 sq.

[4] Sur ce point déjà évoqué, cf. supra, p. 8 et note 1.

[5] Platon, *Cratyle*, 416 d.

la pauvreté est l'art de faire des affaires » (une conception aux accents libéraux), la médecine est « l'art qui nous débarrasse de la maladie »[1]. De surcroît l'objet même de la médecine, le corps malade, vient dégrader le statut de l'activité qui lui est dédiée, car il n'y a et il ne peut y avoir, d'un point de vue platonicien qui établit une corrélation entre le statut de la connaissance et celui de l'objet connu, ni exactitude ni rigueur parfaite dans le monde par nature détérioré de la maladie. La médecine est à ce titre un art qui ne peut être entièrement gouverné par le nombre, la mesure et le poids[2], pour reprendre le triple critère par lequel se reconnaissent les arts les plus perfectionnés.

Pourtant, par d'autres aspects elle va accéder à la dignité suprême, qui est de posséder et d'exercer l'autorité du savoir. Celle-ci lui permet de commander à d'autres arts, qui de ce fait lui sont alors subordonnés, et de leur assigner des finalités et des normes.

La médecine devient ainsi l'art qui sait « ce qui est ignoré par d'autres »[3], qui n'a plus la vacuité ou la fausseté d'autres arts et qui porte en lui une rationalité exemplaire[4]. Elle est la *technè* supérieure - déjà science en somme - qui se détache nettement de ces *technè* qui, au sens strict du terme, agissent *sans savoir*. Un passage célèbre du *Gorgias* ramène la cuisine, qui est pourtant un vrai savoir-faire, à un statut inférieur et à une condition d'*empeiria*, de pratique qui n'étudie ni la nature de ce qu'elle produit (à savoir *hèdonè*, le plaisir), ni la nature de ce qui assure cette production, et qui est en ce sens « dépourvue de tout calcul », livrée au hasard, simple « pratique routinière » qui répète ce qui a réussi[5].

---

[1] Platon, *Gorgias*, 477 e. L'art de « faire des affaires » est aussi bien un « art de la finance », selon la traduction qu'on donnera de *chrêmatistikè,* issu de *chrêma,* chose, affaire, bien, argent.

[2] Cf. le dialogue entre Socrate et Protagoras dans le *Philèbe*, 55 e. Sur les éléments de cette problématique, cf. l'article de Laurent Ayache « L'arme du crime : la référence médicale chez Platon », *Noésis*, 2/1998, 89-102.

[3] Platon, *Gorgias*, 517 e.

[4] Cf. *Platon et la médecine*, *op. cit.*, pp. 115-140.

[5] Platon, *Gorgias*, 500 d - 501 a.

Sans doute la médecine est-elle promue ici par contraste, au nom d'une vision idéale plutôt que d'une observation, mais à de nombreuses reprises Platon ne se prive pas de dire ce qu'il a pu observer des médecins et de la pratique de la médecine. On sait que dans les *Dialogues,* Hippocrate n'est mentionné que deux fois[1], mais que les analyses consacrées à la pratique médicale sont nombreuses, en partie, mais en partie seulement, à cause du débat récurrent centré sur les *technè,* celui qui déjà a exaspéré Calliclès lorsque, dans le *Gorgias,* il dit tout à coup à Socrate : « Grands Dieux, tu n'en finis pas de toujours parler de cordonniers, de foulons, de *médecins,* comme si c'était de ces gens-là que nous avons à nous entretenir »[2].

De nombreuses circonstances, au cours des échanges entre Socrate et ses divers interlocuteurs, conduisent à des remarques sur l'exercice de la médecine, à Athènes ou ailleurs, sur ses excès, sur ses manques ou ses travers, et sur ceux qui soignent ou qui ont soigné, comme le célèbre Hérodicos de Sélymbrie[3]. Professeur d'Hippocrate, a-t-on dit, mais aussi pédotribe, diététicien, masseur, théoricien du massage, élève des sophistes - son profil étonnant éclaire le contexte de l'époque. Il aurait le premier eu recours à l'usage thérapeutique de la gymnastique et de l'exercice physique. Sa prescription d'une marche à pied aller-et-retour entre Athènes et Mégare est restée célèbre, même si

---

[1] *Protagoras*, 311 b, *Phèdre* 270 c, où la méthode platonicienne de la division peut apparaître comme issue de la littérature hippocratique (mais il s'agit sans doute d'un trait d'humour lorsque Socrate associe Hippocrate et la raison). Par ailleurs, Hippocrate est cité par Aristote, au livre VII de la *Politique*, 1326 a, à propos du double sens de la grandeur (taille de l'homme, valeur du médecin). Hippocrate est mort depuis un demi-siècle, et il est cité comme étant illustre, puisqu'aucune précision n'est donnée sur lui, alors que Platon l'identifiait par son état civil et en précisant *l'Asclépiade*, en raison des homonymies toujours possibles (il y a d'ailleurs deux Hippocrate dans le *Protagoras*). La mention unique faite par Aristote a quelque chose d' « inexplicable », note Tricot dans son édition de la *Politique*, Vrin, Paris, 1989, p. 484, note 2.

[2] Platon, *Gorgias,* 490 e - 491 a.

[3] Cf. *Protagoras*, 316 e. Ce Hérodicos n'a rien à voir avec son homonyme du *Gorgias,* médecin aussi, que son frère Gorgias prétend en sa qualité de rhéteur surpasser aussi en médecine.

elle n'est peut-être pas à prendre vraiment au sérieux, surtout assortie de la recommandation manifestement exagérée de monter d'abord « sur les Murs » que rapporte plaisamment Socrate[1].

Platon évoque Hérodicos, en se moquant de son petit bonnet feutré de valétudinaire, pour traiter la question des limites de la médecine : au livre III de la *République*, il est présenté comme « un maître de gymnase qui, devenu maladif, eut l'idée d'allier la gymnastique à la médecine, ce dont le premier résultat fut de l'exténuer lui-même puis plus tard d'exténuer un grand nombre de personnes [...] en tirant en longueur le temps de se donner la mort » et en « employant sa science à mourir difficilement », en faisant de la médecine « une méthode d'élevage appliquée à la maladie »[2].

Une mise à distance critique de la médecine est également assurée par le discours d'Éryximaque, autre médecin qui dans le *Banquet*[3] prononce, en tant que suppléant d'Aristophane atteint d'une crise de hoquet de légende, un discours sur le thème de l'amour qui a été proposé aux convives. Il en profite pour faire un éloge prétentieux et pédant de la médecine, « science des mouvements amoureux du corps relativement à la réplétion et à la vacuité », selon le lexique hippocratique savant qu'il utilise. Il se comporte en spécialiste qui veut placer sa spécialité à tout prix, en penseur médiocre et peu doué pour la philosophie, ce qui lui vaudra à jamais moqueries et jugements sévères. Léon Robin, par exemple, parlait à son sujet d'un « esprit de qualité inférieure » et de « solennité doctorale »[4].

Du seul fait qu'il la caricature, Éryximaque atteste cependant de l'existence en médecine d'une véritable doctrine à visée scientifique, d'une connaissance comportant des dogmes, d'un

---

[1] Cf. *Phèdre*, 227 d. Le trajet représentait environ 70 milles.

[2] *République*, 406 a-b. Cf. 406 d : la conception de la médecine comme ce qui débarrasse du mal les citoyens actifs afin de les rendre à leur tâche, mais laisse la mort les débarrasser si « leur corps n'a pas une résistance suffisante ».

[3] Platon, *Banquet*, 185 d- 188 e.

[4] L. Robin, Notice du *Banquet*, Belles Lettres, Paris, 1999. Cf. aussi l'article d'A. Thivel, « Éryximaque et le principe des contraires », *Estudios griegos e indoeuropeos,* 2004-14, pp. 35-44.

contenu théorique de la *technè,* signe d'une situation nouvelle dont Platon a été le témoin privilégié : la médecine est devenue un art qui existe par son lien avec le savoir.

L'art de la médecine : attente créatrice et geste prophétique

Le savoir va être pour la médecine une sorte de garantie *a priori,* même si au temps d'Hippocrate, le savoir médical est encore pour l'essentiel à établir, si c'est un savoir *en attente*, l'action de soulager et de soigner étant beaucoup plus urgente que lui, quoiqu'elle se réclame de son autorité. Cette spécificité originaire de l'art médical marque toute son histoire. Après le long *interim* épistémologique, pourrait-on dire, qui a été exercé par le mythe, le *Corpus hippocratique* va le premier témoigner de ce trait singulier de la médecine d'être née, d'avoir grandi, et progressé jusqu'à aujourd'hui, malgré nombre de manques et de zones d'incertitude, de s'être constituée en haut lieu du savoir alors qu'elle était principalement ignorante, d'avoir existé avant que les connaissances qui en deviendront le fondement, comme l'anatomie ou la physiologie, soient élaborées ou même seulement conçues[1]. L'invention de la médecine a été - elle est restée pour une part - un pari sur l'existence de savoirs possibles[2], jugés indispensables avant d'être disponibles, une construction de stratégies du soin fondée dans un premier temps sur un imaginaire[3] du corps et un système d'analogie avec les objets du monde permettant de comprendre l'invisible à partir du visible.

La médecine est d'abord cette attente créatrice : dès l'origine, elle a été une anticipation par rapport à des connaissances qui étaient loin d'être établies et auxquelles, dans une espérance prophétique, les médecins ont trouvé par différents moyens des substituts permettant d'asseoir l'action thérapeutique. L'œuvre

---

[1] Sur ce point déjà évoqué, cf. *supra*, p. 16 sq.

[2] *Ancienne médecine* dit que la médecine suppose la connaissance de la nature de l'homme, encore indisponible, mais que la médecine permettra (c. 20).

[3] Sur l'imaginaire du sang, par exemple, cf. Chantal Beauchamps, *Le sang et l'imaginaire médical,* Desclée de Brouwer, Paris, 2000.

biologique et médicale d'Aristote en témoignera, un peu plus tard, par la hâte qu'elle montrera à passer du savoir empirique au savoir théorique et du simple constat des faits à l'explication causale[1]. Pour soigner, dira Aristote, il faut d'abord connaître. Le lien et la proximité de la *technè* du soin avec la science sont soulignés par utilisation qu'il fait des termes *technè* ou *épistèmè* presque indifféremment lorsqu'il s'agit de désigner le savoir : les deux niveaux ont en commun la supériorité de connaître à des degrés divers le *pourquoi* des choses. D'où, probablement, le lien très particulier et exclusif qui existe entre la première médecine et le soin : dans la perspective hippocratique, ils tendent presque à se confondre et ils ne seront vraiment séparés puis mis en tension qu'au Moyen Âge. Dans l'Antiquité, le soin est « au cœur de la médecine », il l'occupe en totalité avec la clinique, l'ensemble exprimant « les deux versants indissociables d'une même attention et d'un même dévouement à la dynamique de la nature et à l'individualité souffrante »[2] - à défaut d'un savoir suffisant.

Dans l'état initial de la médecine, ce savoir est surtout supposé, ou bien déduit des réussites et des échecs de la pratique, construit autour de la santé et de la maladie considérées comme objets de connaissance, en liaison avec la physique, la biologie[3]

---

[1] Cf. Aristote, *Petits traités d'histoire naturelle.*

[2] Céline Lefève, « La philosophie du soin », paru dans *La matière et l'esprit*, n°4, « Médecine et philosophie » dir. D. Lecourt, Université de Mons, avril 2006, pp. 25-34. Cette étude met en perspective une relecture de l'histoire de la médecine à partir de la relation médecine-soin. Ainsi le Moyen Âge est le temps du « soin sans la médecine ». Au 19ème siècle se produira une seconde rupture entre médecine et soin avec l'essor de la « médecine scientifique » qui marque un certain « désintérêt pour le corps souffrant et par conséquent pour le soin ». Au 20ème siècle, « la médecine scientifique, multipliant les médiations qui l'éloignent du corps (analyses, imagerie médicale) finit par se couper du corps lui-même, du malade, et finalement du soin ». Il existe dans le couple médecine-science un rapport tantôt de construction tantôt de subversion.

[3] Le mot *biologie* date du début du 19ème siècle. Sur ce point, cf. J. Lombard, *Aristote et la médecine, le fait et la cause*, L'Harmattan, Paris, 2004.

et la physiologie. Les notions et les schémas explicatifs interfèreront en permanence avec la clinique, la théorie médicale et la thérapeutique. Ainsi la médecine antique va naître et grandir en faisant sans cesse *crédit* à la science, dans un mouvement de recherche non seulement de savoirs véridiques mais de l'idée même de vérité, encore dissimulée à l'esprit.

Le commencement de la médecine est comparable, de ce point de vue, à celui de la philosophie : de même que Platon devient le disciple de Socrate en proclamant Socrate comme son maître, et d'une certaine manière invente la philosophie *à sa place* - dans n'importe quelle invention, la rupture l'emporte sur la filiation - Hippocrate, de continuateur d'une *technè* qu'il a été d'abord, en devient l'initiateur. Avec lui, les hippocratiques sont les héritiers d'une tradition mais ils sont aussi les médecins qui *inventent* la médecine, comme Platon la philosophie.

Médecine antique et médecine mythique

Les étapes semblent se brouiller lorsqu'apparaît Hippocrate, qui est à la fois, dans de mystérieuses proportions, le *premier venu* et le *dernier venu*. Car il succède à « une longue tradition dont les chaînons nous échappent », comme disait Louis Bourgey[1] en exprimant le grand embarras de l'historien devant ce *médecin d'un autre type* qui, modifiant comme à lui seul le cours des choses, devient, de successeur d'une longue série de thérapeutes et de soignants de tous ordres qu'il était d'abord, « un point de départ et un modèle ». En un sens, un mythe succède à d'autres mythes. On sait qu'un mythe d'Hippocrate, installé de son vivant par sa notoriété, s'est développé pendant toute l'Antiquité et au Moyen-Âge[2] - et aussi bien plus tard. La dimension mythique d'Hippocrate est soulignée par la disproportion entre sa

---

[1] Cf. L. Bourgey, *Observation et expérience chez les médecins de la collection hippocratique, Vrin,* Paris, 1953, pp.78-105. Sur la vie d'Hippocrate, voir la biographie de Jacques Jouanna, *Hippocrate*, Fayard, Paris, 1992.

[2] Pour le Moyen-Âge notamment, on trouvera des références bibliographiques dans l'introduction de Danielle Gourevitch in *Hippocrate. De l'art médical*, Librairie Générale Française, Paris, 1994, p. 9, notes 1 à 3.

réputation et la modestie des données biographiques disponibles à son sujet, à la fois source et reflet de la construction légendaire qui est en cours. C'est toute la médecine antique qui se déploie dans cet univers complexe où interviennent tour à tour le mythe, la légende et l'histoire[1].

Une distinction classique fait naître la médecine de la magie à partir de la mise à l'écart progressive des croyances et des pratiques d'origine religieuse[2]. Dans la Grèce archaïque, ce sont les dieux qui rendent malade, punissent de mort ou au contraire apportent la guérison. Se soigner ou soigner, et la médecine s'inscrit dans cet intervalle, revient à implorer la divinité en tant qu'elle détient le pouvoir de guérir. Ce pouvoir qui appartient à Zeus est exercé par son fils Apollon, dieu de la lumière, de la purification, de la divination et de la guérison (mais il peut apporter la peste avec son arc). Le fils d'Apollon, Asclépios, est le dieu de la médecine[3]. Arraché au ventre de sa mère Coronis, qui était déjà placée sur le bûcher funéraire après avoir été criblée de flèches par Artémis en punition de son infidélité à Apollon, il avait été confié au centaure Chiron[4] qui lui avait enseigné, en l'accompagnant de disciplines générales, l'art de la médecine et celui de la chirurgie.

En même temps que la réalisation d'une prophétie de la fille de Chiron, qui avait prédit qu'il deviendrait un dieu, la vocation d'Asclépios représente une humanisation de la médecine : sa mère Coronis était une mortelle et lui-même apparaît comme un dieu mineur, proche de l'humanité dont il connaît les souffran-

---

[1] Sur le mythe et le savoir, cf. J.-P. Vernant « La formation de la pensée positive en Grèce » in *Mythe et pensée chez les Grecs*, *op. cit.*, pp. 373-402.

[2] Cf. sur ce point P. Meyer, *Hippocrate et le sacré*, L'Harmattan, Paris, 2011.

[3] Athéna lui avait donné deux fioles contenant du sang de la Gorgone. L'une permettait de tuer et l'autre de ressusciter les morts. Asclépios s'en servit à plusieurs reprises mais Hadès s'étant plaint à Zeus, celui-ci le foudroya. Plus tard, Zeus rappela Asclépios à la vie.

[4] Le nom Chiron, construit sur *kheir*, la main, évoque l'habileté manuelle liée aux compétences en chirurgie (*kheir ergos*, travail de la main). C'est un de ses élèves, Héraclès, qui tuera Chiron par erreur lors d'un combat. Blessé par une flèche empoisonnée par le sang de l'hydre de Lerne, il demandera aux dieux de lui retirer son immortalité afin de cesser de souffrir.

ces, lui qui assure tant de guérisons dans ses sanctuaires et qui a été puni par Zeus *en tant qu'homme*, coupable d'avoir commis le péché que les Grecs nomment *ubris* la démesure, l'excès, la conduite dans laquelle on oublie sa condition mortelle.

La manière dont il a acquis ses compétences, auprès de Chiron installé sur le Mont Pélion en Thessalie où il donne consultation, soigne et opère, souligne la dimension humaine de la constitution et de la transmission du savoir, qui a été une caractéristique de la médecine dès la période archaïque, et le principe même de la continuité du savoir conservé plus tard par les Asclépiades, familles vouées à l'exercice professionnel[1] de la médecine et à son passage d'une génération à l'autre[2]. Ce système d'*hérédité du savoir* préfigure et prépare l'enseignement dans des écoles. Il annonce la mise en œuvre du précepte aristotélicien : « ce qui prouve qu'on sait réellement une chose, c'est d'être capable de l'enseigner à autrui »[3]. Ce qui qualifie le médecin, c'est l'enseignement qu'il a reçu, d'une manière ou d'une autre, et non pas son lien avec la divinité.

La médecine antique paraît certes « inorganisée, hasardeuse, impuissante et incantatoire », mais à travers l'« humanisation des dieux »[4], elle a été très tôt un savoir des hommes qui a le sens d'un refus de la condition humaine et d'un défi aux dieux.

---

[1] La médecine n'était pas en Grèce une profession au sens moderne du mot. La qualification des médecins n'était pas réglementée, sauf pour les médecins publics, nommés par l'Assemblée, et les médecins militaires, choisis par une procédure de sélection. Sinon, chacun pouvant se dire médecin, la compétence médicale devait être en permanence prouvée par les médecins eux-mêmes (en décrivant au malade les étapes passées et futures de sa maladie, par exemple).

[2] Il y avait des Asclépiades à Épidaure, à Rhodes, à Cnide et surtout à Cos (et Hippocrate appartenait à l'une de ces familles). Asclépios lui-même agit par sa descendance immédiate : il a deux filles, qui sont invoquées au tout début du *Serment d'Hippocrate,* Hygie, chargée de la conduite d'une vie saine, et Panacée, « celle qui guérit tout », chargée des médicaments, et deux fils, Machaon, chirurgien qui traite les blessures à la guerre de Troie, et Podalire, médecin du camp achéen.

[3] Aristote, *Métaphysique*, 981 b.

[4] J.-C. Ameisen, P. Berche et Y. Brohard, *op. cit.*, pp. 21-22. L'*humanisation des dieux* est associée au *miracle grec.*

L'art médical de la Grèce ancienne vérifie au plus haut point les vues pénétrantes d'Eliade sur le mythe, qui aurait été vidé par les Grecs de sa valeur religieuse et métaphysique. *Muthos* désigne « tout ce qui ne peut exister réellement », mais d'un autre côté il « fournit des modèles pour la conduite humaine et il confère signification et valeur à l'existence »[1]. Le mythe nous ramène au « temps fabuleux des commencements » et en même temps il « devient le modèle de toutes les activités humaines ». Il démontre que « le passé glorieux est en partie récupérable » et porteur de « gestes paradigmatiques »[2], ici ceux que Chiron a enseignés à Asclépios, transmis ensuite aux Asclépiades qui les ont longtemps *détenus*[3]. C'est toujours, en effet, « la première manifestation d'une chose qui est significative et valable et non ses épiphanies successives »[4].

Les Asclépiades et l'hippocratisme : filiation et accès au savoir

Cette détention du savoir et du pouvoir de la médecine par les Asclépiades correspond à la phase archaïque de la recherche de la vérité en Grèce, alors que la vérité est encore inséparable du sacré et du rituel. Il existe des *maîtres de vérité*[5], comme l'aède, le devin ou le roi de justice, qui révèlent l'*aléthéia*, la vérité gagnée sur la *léthè*, oubli, obscurité, silence. La vérité n'est pas encore ce qui s'*établit*, selon le modèle de science qui va émerger avec la médecine, mais ce qui se *dévoile*. Le discours vrai est alors, selon le mot de Michel Foucault, « le discours pro-

[1] Mircéa Eliade, *Aspects du mythe*, Gallimard, Paris, 1963, p. 12. Une étude synthétique sur fonction du mythe et une bibliographie sélective figurent dans *L'ABCdaire de la mythologie grecque et romaine* de F. Frontisi-Ducroux, Flammarion Paris, 2013, pp. 7-24 et 120.

[2] *Id.*, p. 181.

[3] Asclépiade désigne un descendant d'Asclépios, descendance pléthorique et invérifiable, ou un prêtre d'un *asclépeion*, temple d'Asclépios où est pratiquée une médecine invoquant le dieu, ou enfin, tardivement, un nom ou un surnom de médecin.

[4] *Ibid.*, p. 50.

[5] Cf. Marcel Détienne, *Les Maîtres de vérité dans la Grèce archaïque*, Le Livre de Poche, Paris, 2006.

noncé par qui de droit et selon le rituel requis ». Tant qu'un nouveau régime intellectuel, lié à l'affirmation de la parole profane, à l'acceptation de principes *logiques* et à l'institution d'un regard *clinique* sur le monde ne se sera pas déployé et organisé - ce qui en pratique attendra la naissance de la cité - une autre forme d'accès à la vérité et au savoir ne pourra pas advenir.

Dans la transmission archaïque du savoir, c'est l'élément de *rupture* qui fait défaut : la vérité est communiquée par une révélation, qui ne transmet pas en même temps une capacité de *refus* ou de *modification* de ce qui a été donné en héritage. C'est toujours un même trésor dont sont distribuées des bribes, indéfiniment répétées par ceux qui en sont ou en deviennent les gardiens. De ce savoir, les règles d'élaboration ne sont jamais entièrement livrées : il s'agit d'un secret partagé, d'une connaissance exprimée dans des rites. Une longue période est marquée par ce règne de la filiation, jusque dans les domaines où l'idéal de connaissance rationnelle interviendra le plus précocement - en particulier la médecine. On sait la place que tient encore la notion de secret dans le *Serment d'Hippocrate*[1] et l'inspiration pythagoricienne de ce texte, où l'idée de confidentialité fait l'objet d'une insistance particulière. Or elle n'est évidemment pas liée seulement à une exigence *éthique*, avec ce que nous appelons à présent le *secret médical*, mais elle renvoie à tout le système de transmission de la médecine grecque, qui ne se faisait à l'origine que par filiation. Bien qu'il ait été organisé dans des *écoles*, comme celles de Crotone et de Cyrène puis celles de Cnide et de Cos, l'enseignement médical a été essentiellement « domestique », assuré par les pères au bénéfice de leurs fils, au sein de véritables *familles* médicales, où l'art était transmis à la manière d'un héritage.

C'est quand l'exercice de l'art, et donc son apprentissage, furent par nécessité, en raison sans doute du nombre insuffisant des héritiers, ouverts à des *étrangers à la famille*, qu'il apparut indispensable d'assurer la pérennité du savoir médical et de la profession de médecin, de les protéger d'une *rupture* désormais

---

[1] Sur le *Serment*, voir plus loin, IV, p. 107 sq.

possible et redoutée, que fut rédigé et imposé le *Serment*, dont nous ne regardons plus guère aujourd'hui que la signification purement déontologique[1].

Malgré l'extraordinaire avancée de la rationalité que représente la médecine hippocratique, le *Serment* est encore lié à un schéma ancien, car si sa teneur est innovante - elle défie même la modernité - il porte la marque des transmissions *initiatiques*. Il correspond à l'*externalisation* révolutionnaire de la médecine qui a eu lieu lorsqu'elle est « sortie de la famille des Asclépiades », selon le mot de Galien[2]. Il a répondu à deux exigences contradictoires, diffuser l'enseignement de la médecine et en même temps conserver ce qu'il avait de secret et de familial.

Mythe, légende, histoire

En même temps que les modalités de sa transmission, c'est tout le contenu de la *technè* médicale qui a changé. Elle s'inscrivait d'abord dans un univers mythique dont elle tirait son sens et ses principes. De Chiron, le « prestigieux maître des dieux et des héros », Asclépios avait appris les incantations, la fabrication de potions et d'onguents, l'utilisation des plantes sauvages. Il pouvait se servir de la potion magique d'Athéna, faite avec le sang de la Gorgone[3]. En son nom étaient accomplies de nombreuses purifications, respectées des abstinences sexuelles ou alimentaires, ou des pratiques comme les « incubations »[4]. En fait, une

[1] L'article 2 du *Serment* fixe les obligations envers la confrérie et les contreparties dues par l'impétrant au titre de la formation qu'il a reçue.
[2] Galien, *De anatomicis administrationibus,* II, 1.
[3] Le sang issu du côté gauche est un poison violent qui tue le malade alors que le sang extrait du côté droit a de puissants pouvoirs de guérison. Asclépios aurait « ressuscité » Tyndare, roi de Sparte, Hippolyte, Glaucos, fils de Minos.
[4] À Épidaure, la salle d'*incubation* est un dortoir où les malades s'étendaient sur la terre « porteuse de songes ». Le dieu les visitait pendant leur sommeil. Le matin, ou bien ils étaient guéris ou bien il leur avait été prescrit en rêve un *traitement,* ce qui atteste du caractère originaire de la rationalité médicale. Asclépios a été « médecin irréprochable » avant d'être « héros surhumain » : en Grèce la magie ne remonte pas aux origines (R. Taton, *op. cit.*, p. 285).

jonction s'établit entre la méthode médicale et le surnaturel, établissant un équilibre nouveau dont la célèbre formule du traité la *Maladie sacrée*[1] « tout est divin et tout est humain » est le reflet.

Parallèlement, l'époque d'Hippocrate marque le passage du cadre mythique à un cadre historique, à travers une période où domine la légende, que Littré a évoquée dans sa préface aux *Œuvres complètes* en disant qu'un « *nuage* a été jeté sur la vie d'Hippocrate »[2]. Cette impression d'une vie *légendaire* (à quoi renvoie l'idée de nébulosité) est sans doute due, au moins en partie, au fait que « le laps du temps l'a couverte d'une obscurité profonde. Plus de vingt-deux siècles nous séparent de lui »[3]. Néanmoins la légende se construit sur des faits réels, elle est un récit qui mêle assez de vrai au faux pour préparer une entrée dans l'histoire. À la différence d'un conte, elle comporte une concentration d'éléments-clés significatifs d'une réalité, même s'ils peuvent avoir une dimension mythique pour le futur.

Les vérités en îlot dont la légende d'Hippocrate est faite[4] sont ainsi énigmatiques et éclairantes à la fois, à l'image de ce statut mixte donné au personnage, historique et emblématique. Les renseignements historiques sont peu nombreux. On connaît avec précision sa naissance dans l'ile dorienne de Cos, en 460 avant J.-C. (« première année de la 80ème Olympiade »), son appartenance, par la descendance de Podalire, à la famille des

---

[1] *Maladie sacrée*, c. 18. Le précepte pourrait s'appliquer à la thérapeutique. Sur le traitement indiqué et sur les « ordonnances » délivrées au Temple, cf. Théodore Papadakis, *Epidaure, le sanctuaire d'Asclépios,* Schnell et Steiner, Munich, 1973, pp. 18-21. Les conseils du dieu (qui représentent la dimension magique) recommandent des sacrifices mais ils sont également alimentaires (manger du persil, prendre des infusions à base d'écorce de citron), hygiéniques (mettre du vin dans l'eau de son bain, se mettre moins souvent en colère, se promener pieds nus).

[2] Vol. 1, p. 27.

[3] *Id.*, p. 30. « Beaucoup de témoignages ont disparu », dit Littré en précisant qu'il entend traiter d'Hippocrate comme « praticien, professeur et auteur ».

[4] Sur Hippocrate comme figure légendaire et la relation de cette légende et de l'histoire, cf. la synthèse « Hippocrates : facts and fiction » in *Acta Theologica Supplementum* 7, 2005.

Asclépiades, sa formation médicale après de son père Héraclide et de son grand père Hippocrate, ses fils Thessalos et Dracon, médecins eux aussi, son gendre Polybe, sa taille, évoquée par Aristote[1], ses activités comme praticien et comme enseignant, ses déplacements en Grèce à une époque où les médecins sont souvent itinérants et où la connaissance des milieux tient une place essentielle en médecine, enfin sa mort à Larissa, à un âge avancé, en 370[2]. On sait qu'il avait également quelques ancêtres illustres, dont un héros de la résistance de l'île de Cos au temps des guerres médiques[3].

Au total, c'est donc peu de chose, rapporté à une longue vie, à une carrière et à une œuvre considérables. Cela attire d'autant plus l'attention que Platon et Aristote, dont on sait l'implication dans les avancées et les problématiques de la médecine, ne citent que rarement le nom d'Hippocrate, comme nous l'avons vu. Ce qui montre que dès l'origine le « père de la médecine » l'a emporté sur le praticien, que le personnage s'est effacé devant l'inventeur et qu'il est, très vite, devenu un symbole de l'activité médicale des cités. Les récits légendaires diffusés dès l'Antiquité mettent en évidence qu'Hippocrate a incarné, d'une certaine façon, la *révélation* de la médecine.

Deux d'entre eux qui étaient très connus à l'époque romaine se trouvent dans les *Lettres* attribuées à Hippocrate, apocryphes mais hautement significatives : la visite à Démocrite d'Abdère et le refus opposé aux offres du roi de Perse Artaxercès. Les Abdéritains jugeaient fou le philosophe Démocrite parce qu'il riait de tout, et ils s'en inquiétaient. Hippocrate est donc appelé en consultation, il effectue un long voyage et rencontre Démocrite, qu'il ne connaissait pas. Le trouvant assis sous un arbre, entouré de ses travaux de naturaliste en cours et occupé à rédiger un ouvrage sur la folie, il conclut que son rire est un rire non

---

1 Aristote, *Politique*, VII, 1326 a..

2 Chez Platon, les personnages du *Ménon* débattent de l'opinion droite et de la vérité, avec l'exemple célèbre de la route de Larisse (*Ménon*, 96 d - 97 e).

3 Cf. J. Jouanna, *Hippocrate*, *op. cit.*, pp. 26-33. Hippocrate a une double descendance (Asclépios et Héraclès, alliance du savoir-faire et de la force).

de démence mais de sagesse, une réponse philosophique à la folie des hommes. Autrement dit, la philosophie a seule le pouvoir de juger de ce qui est vrai ou bon, la médecine ayant seulement une compétence relative, portant sur le constat et le traitement des dysharmonies comme le désaccord entre la cité d'Abdère et le comportement de son citoyen Démocrite[1].

Un autre récit concerne le roi de Perse Artaxercès, le fils de Xercès, qui souhaitait s'assurer les services d'Hippocrate pour lutter contre une épidémie de peste qui décimait notamment son armée. Ses ambassadeurs lui transmettent à cet effet des propositions extrêmement avantageuses (« tout l'argent ou l'or qu'il voudra »), qu'Hippocrate va immédiatement refuser, jugeant qu'il ne peut pas « soustraire aux maladies des barbares qui sont les ennemis de la Grèce » : un argument patriotique douteux si on pense au devoir du médecin de soigner tous les hommes sans distinction, ce que prescrit le *Serment*[2], mais pas nécessairement faux, compte tenu des conditions géopolitiques qui sont celles de la Grèce ancienne.

Ces évènements légendaires sont situés dans la période où Hippocrate est encore à Cos[3]. D'autres, réels ou imaginés, sont plus tardifs, comme la consultation demandée par Perdiccas II[4], roi de Macédoine, ou l'attitude d'Hippocrate lors d'une autre épidémie de peste. Perdiccas II, fils d'Alexandre, était atteint de phtisie, à ce qu'on croyait. Hippocrate est appelé auprès de lui

---

[1] Cf. la fable de La Fontaine *Démocrite et les Abdéritains* (Livre VIII, fable 26) et le tableau célèbre de Pieter Lastman, le maître de Rembrandt (1583-1633) *Hippocrate et Démocrite*, acquis en 2004 par le Musée de Lille.

[2] Le *Code de déontologie médicale* précise (art. 7) que le médecin doit soigner « avec la même conscience toutes les personnes, quelles que soient leurs origines » (éd. du Seuil, Paris, 1996, préface de Paul Ricœur, pp. 63-66).

[3] Hippocrate quitte Cos à la mort de ses parents et se rend en Grèce du Nord et notamment en Thessalie, en quelque sorte en *mission*, alors qu'il est déjà très célèbre. « Mon nom est allé plus loin que ma personne », aurait-il dit.

[4] La même histoire sera racontée pour Érasistrate, médecin de l'époque hellénistique, et le roi Antiochos, amoureux de la femme de son père Séleucos Ier, ce qui ne rend pas nécessairement invraisemblable l'épisode de Perdiccas, les relations entre les Asclépiades et les rois de Macédoine étant assez anciennes.

et diagnostique une langueur, un mal d'amour, le roi étant épris de Philè, la courtisane de son défunt père.

Selon le *Discours d'Ambassade*, Hippocrate aurait refusé de nouveau ses soins à des Barbares (cette fois les Illyriens et les Péoniens) à l'occasion d'une pestilence qui les affectait, tout en réunissant des informations permettant de faire des prévisions pour la Grèce que cette épidémie devait atteindre ensuite, et d'apporter ainsi secours et traitement à la patrie. Ensuite, il se rend lui-même sur place pour combattre ce mal[1]. Divers écrits du *Corpus* portent la trace de sa contribution, jugée héroïque et patriotique, à la santé publique de la Grèce.

Quelle que soit leur part de réalité et de fiction, ces récits ont une fonction commune de proclamation de la *renommée* de la médecine grecque. Ils affirment la valeur, alors de plus en plus reconnue, de cette médecine *à l'exportation*, s'il est permis d'emprunter à la modernité ce lexique commercial,. Cette réputation à l'étranger avait commencé dès le siècle précédent. On connaît par exemple l'intervention de Démocédès, fils de Calliphon, prêtre d'Asclépios, auprès du roi de Perse Darius Ier et de son épouse Atossa, selon le récit qu'en a donné Hérodote. Ayant soigné Darius d'une blessure à la cheville faite au cours d'une chasse et ainsi réussi où les médecins égyptiens avaient échoué, Démocédès avait été reçu à la cour persane. Par la suite, il avait traité pour une tumeur au sein la reine Atossa, fille de Cyrus. D'abord discrète sur son mal, celle-ci avait fait appel au réputé médecin grec de son époux[2].

Les récits à la gloire d'Hippocrate révèlent aussi, au-delà de la réputation des Grecs, la médecine comme élément de ce que Gomperz a appelé à juste titre « l'âge grec des Lumières », celui où la nature (*phusis*) a émergé de la surnature et a imposé une mise en ordre du monde fondée sur la « régularité immanente

[1] Sur le passage à Delphes, cf. J. Jouanna, *Hippocrate*, *op. cit.*, pp. 54-56.

[2] Hérodote, *L'enquête*, 3, 133. Ce serait le premier cas identifié de cancer du sein mais il a été aussi interprété comme un abcès ou une mammite. Sur cette guérison et le rôle politique joué par la reine Atossa suite aux instructions que lui aurait données Démocédès, cf. le passage suivant, 3, 134.

du rapport cause-effet »[1]. Ils la révèlent également, sur un autre plan, comme un savoir efficace et salvateur qui pourra changer la vie des hommes.

Dans une sorte de mouvement de retour, ce n'est plus Asclépios qui divinise la médecine mais la médecine qui divinise sa descendance asclépiade, et au premier rang Hippocrate : « il a fait ce que nul mortel n'a fait pour aucune science ; il l'a tirée du berceau et l'a portée d'un seul jet à la perfection » dit, au milieu du 19ème siècle, M. S. Houdart, professeur à la Faculté de médecine de Paris[2], mettant en évidence le rôle à tout jamais décisif joué par l'école de Cos et son maître, sur le modèle de ce que Fontenelle avait appelé « la formation de certaines sciences *à partir du néant* »[3].

Une convergence fondatrice : **technè, logos, éthos**

Hippocrate[4] est l'emblème de ces commencements, il appartient à cette génération qui invente l'*attitude* médicale, lorsque dans un emboîtement et un équilibre tels que l'unité de la discipline qui en naît, la médecine, sera un acquis définitif, se rencontrent et s'ajustent une *praxis* (l'exercice de l'art), un *logos* (c'est-à-dire un espace discursif, une rationalité de cet art) et un *éthos*, une règle de l'art. Seule cette jonction ou cet entrecroisement a pu créer les conditions d'un savoir-faire et d'un savoir nouveau, doté d'une autonomie à la fois ontologique, épistémologique et éthique. La possibilité d'un art médical, d'une *iatrikè technè,* est apparue à ce carrefour, lorsque se sont associés une pratique,

---

[1] Luc Brisson, « Mythe et savoir », in J. Brunschwig et G. Lloyd, *Le savoir grec*, Flammarion, Paris, 1996, p. 82. La médecine est un de ces « savoirs particuliers » qui de façon autonome participent à la tentative d'« explication universelle » caractéristique du temps (p. 83 sq.).

[2] M. S. Houdart, *La vie et la doctrine d'Hippocrate*, Baillère, Paris, 1840, p. 4.

[3] Cité par M. Foucault sur le thème de la discontinuité dans les sciences, in *Dits et écrits*, IV, *op. cit.*, p. 769.

[4] Né à Cos vers 460 avant J.-C., il est contemporain de Socrate, né en 470. Platon (427-347) est son cadet de 33 ans. Aristote (384-322) est né 43 ans après Platon, et 76 ans après lui. Ils forment trois générations successives.

un discours et une règle, devenus par leur rencontre, non plus seulement pour telle cité, mais à la face du monde, *la médecine*. Elle est alors, malgré ses origines multiples et anciennes, un objet neuf, si bien identifié que chacun peut s'en prévaloir, s'en emparer et en parler. Aristote distinguera encore trois publics pouvant se placer du point de vue de la médecine, le praticien (*demiourgos*), le maître de l'art (*architektonikos*)[1] et l'homme qui a étudié et qui a acquis une culture[2].

En tant que pratique, la médecine est l'exercice de la *technè* médicale, qui paradoxalement émerge au moment où semble régner en Grèce une véritable crise de la *technè*. Une période intermédiaire difficile s'ouvre, en effet, quand « la technique, dégagée de la magie, ne vient pas tout de suite s'adosser à la science et reste longtemps dans le domaine de l'à-peu-près, du tâtonnement »[3]. La science, d'une certaine façon, *tarde*, ce qui a pour effet de ralentir la technique, comme le montrent plusieurs études importantes[4]. Après une considérable « accumulation de données empiriques », remarquait Finley, « il y eut visiblement un blocage à l'égard de progrès ultérieurs » faute d'un « facteur insaisissable »[5] qui est la marche vers un savoir d'un autre type,

---

[1] Ce terme désigne, par opposition au simple exécutant, le professionnel qui dirige parce qu'il possède des éléments plus théoriques.

[2] Cf. G. Lloyd, *Une histoire de la science grecque, op. cit.*, p. 68.

[3] Pierre-Maxime Schuhl, « La notion de blocage et l'Antiquité classique », *in Tiers Monde*, 1966, tome 7, n° 26. L'auteur rapporte les conclusions de J.-P. Vernant et d'A. Koyré sur cette question. Cf. l'article d'A. Koyré « De l'à peu près à la précision en passant par ouï-dire », revue *Critique*, 1948, fasc. 28, p. 806 sur *l'arrêt brusque de la science grecque*. Celle-ci, disait Lucien Febvre dans son commentaire de l'article de Koyré (*Annales*, n° 1, 1950, pp. 25-31), « n'a pas constitué de physique parce qu'elle n'a pas cherché à le faire. Et elle n'a pas cherché à le faire parce qu'elle n'a pas cru possible de le faire », le réel lui paraissant être « le domaine du mouvement, de l'imprécision, de l'à peu près ».

[4] Cf. sur ce point J.-P. Vernant, « Remarques sur les formes et les limites de la pensée technique chez les Grecs », *Revue d'histoire des sciences et de leurs applications*, 1957, tome 10 n° 3, ou dans *Mythe et pensée chez les Grecs*, La Découverte, Paris, 1996, pp. 302-322.

[5] Moses I. Finley, *Les Anciens Grecs*, La Découverte, Paris, 1984, p. 123 (1ère édition en français par Maspéro, Paris, 1971).

telle que l'a engagée, contrairement à bien d'autres techniques, la médecine. Le médecin grec a une pratique, une habileté, une capacité d'accomplir des actes réparateurs, un premier principe rationnel qui dit que la maladie n'a pas de sens caché et n'est pas le signe d'une intention divine. Cependant, il ne dispose que d'un savoir réduit. Au temps d'Hippocrate la notion d'organe n'est pas encore connue et la physiologie se ramène à une théorie des humeurs (le sang, le phlegme, la bile jaune et la bile noire) qui jouera un rôle majeur mais ne progressera guère. Dans ce cadre, la santé est conçue comme l'équilibre entre ces humeurs, la maladie comme la rupture de l'équilibre et le traitement comme sa restauration par de savantes compensations.

Le déséquilibre qui provoque la maladie peut résulter d'une cause extérieure (en rapport avec la saison, par exemple l'hiver augmente la sécrétion de phlegme, humeur sèche et humide) ou propre à l'individu (comme l'âge : l'adolescence est la prédominance de la bile jaune). Les traitements sont sommaires, si on excepte la réparation des fractures, luxations et traumatismes, où le savoir-faire est ancien et établi. Sinon, on soigne par les plantes, en décoctions, en tisanes, en onguents, on s'appuie sur le régime (*diaitia*) et sur la gymnastique[1]. Le moyens employés, la purgation, la saignée, la résection ou la cautérisation, reposent presque tous sur une conception mécanique du corps. Aussi beaucoup de médicaments sont-ils des *évacuants* : émétiques, laxatifs, diurétiques[2].

Quelques principes commandent l'action : intervenir au bon moment (*kairos*, le moment opportun), rétablir les équilibres

---

[1] La diététique doit être comprise par référence au système de pensée qui parcourt la médecine grecque : les aliments, « recuits » par le corps, sont transformés en sang et diffusés dans les vaisseaux, le sang constituant ensuite les chairs par effet de coagulation. Platon expose cette thèse dans le *Timée*, 80 e-81 a : le sang a pour fonction de « réparer les vides qui se forment dans les parties du corps ». Sur l'anatomie et la physiologie platoniciennes, cf. l'étude de Catherine Joubaud, *Le corps humain dans la philosophie platonicienne,* Vrin, Paris, 1991.

[2] Sur la purification par l'évacuation du sang, cf. C. Beauchamp, *op. cit.*, p. 68 et suivantes.

qui ont été interrompus et assurer l'harmonie entre l'individu et son milieu. La thérapeutique obéit à des impératifs *individuels* : le traitement correspond à un *cas*, à un certain malade considéré dans sa singularité, et non pas du tout - et pour cause - à une théorie générale. Si la médecine hippocratique ne dispose que d'un savoir limité, le défaut ou le retard d'*épistémè*, qui marque à cette époque l'ensemble des techniques, va être compensé par la convergence, dans la *technè* originale et ambitieuse[1] qu'elle constitue sous la pression des finalités et des enjeux qui sont les siens, d'un discours rationnel à portée scientifique[2] et d'une éthique d'une radicalité nouvelle, à contrecourant des mœurs et usages du temps[3].

Cette *technè,* tout d'abord, a généré une sémiologie subtile, au nom du principe « rechercher ce qui peut se voir, se toucher, s'entendre, tout ce qui se peut connaître par tous les moyens de connaissance »[4]. La médecine hippocratique a produit, comme on sait, des fiches cliniques qui n'ont aujourd'hui encore rien perdu de leur valeur[5]. De l'ensemble des cas observés naîtra une théorie médicale. La qualité de l'observation permettra une définition clinique des maladies qui donnera à la médecine grecque son cadre doctrinal. À coup sûr le besoin de se fonder, faute d'un autre élément fiable, sur la connaissance détaillée du malade, est une des raisons qui expliquent le lien privilégié qui s'établit entre le médecin et le patient, connu depuis sous la dénomination de *colloque singulier.* Cet aspect n'a pas été sans incidence sur la dimension éthique de l'action médicale.

Les éléments établis par la pratique puis réorganisés en un *discours* médical, intégrés à une théorie, instituent la médecine

---

[1] Cf. *infra*, III, p. 55 sq., « La pratique : constitution et exercice de la *technè* »
[2] Cf. *infra*, IV, p. 81 sq., « Le discours : la médecine et le *logos* ».
[3] Cf. *infra*, V, p. 107 sq., « La règle ou l'invention de l'éthique ».
[4] Hippocrate, *De l'officine*, 1.
[5] On cite particulièrement le *faciès hippocratique* et le *doigt hippocratique* (des maladies pulmonaires notamment) mais il existe des signes sonores (crissement et grésillement du cœur à l'auscultation) ou liés à la palpation, à l'odorat, etc. L'observation hippocratique a procédé aussi à l'élaboration du lexique médical de l'Occident, devenu en pratique universel.

comme science : celle-ci naît « lorsque le savoir est systématisé selon un ordre rationnel »[1] car « le savoir susceptible de recevoir une structure logique - donc une systématisation - devient une science »[2]. Et la médecine hippocratique n'a rien ressenti de plus urgent que de se définir et se proclamer elle-même comme science. Ainsi le traité de l'*Art*, daté de la fin du 5ème siècle av. J.-C.[3], discours « épidictique et polémique », est une ardente démonstration de la fiabilité de la médecine comme art de soigner et de guérir dans le cadre d'un pouvoir de la *technè,* à l'intérieur de limites définies - positivement ou négativement. Il faut apprendre aussi à *ne pas soigner,* à *ne pas traiter* : la médecine, « c'est délivrer complètement les malades de leurs souffrances ou [du moins] émousser la violence des maladies et ne pas traiter les malades vaincus par les maladies, en sachant que la médecine peut tout cela »[4].

La défense des arts contre leurs détracteurs se précise en une réfutation détaillée des critiques faites à la médecine et en un inventaire des ressources qu'elle propose pour guérir les divers types de maladies, « visibles ou cachées » : les premières se diagnostiquent par la vue et le toucher, les secondes, qui sont plus nombreuses, par l'intelligence[5]. La valeur de l'art médical est répétée avec force : « même ceux qui ne croient pas à son

---

[1] Canguilhem notait à propos des *Aphorismes* qu'il n'existe de médecine qu'à partir de l'hippocratisme, lorsqu'il « est traité des maladies comme de désordres corporels à partir desquels on peut tenir un *discours communicable* ... » (*Encyclopédie philosophique universelle*, PUF, Paris, 1998, vol. 1, p. 1233).

[2] Augusto Guzzo, *Scienza*, ed. Filosofia, Turin, 1955, p. XXIII.

[3] On peut dater de la seconde moitié du 5ème siècle (Hippocrate naît en 460) *Air, eaux, lieux, Maladie sacrée, De l'aliment*, les *Aphorismes*, le *Pronostic, Ancienne médecine, Épidémies* I et III, le *Serment* (daté aussi du 4ème) ; du 4ème siècle *Affections internes, Épidémies* II, IV et VI, *Chairs, Nature de l'homme, Fractures, Maladies* I et IV, *Régime, Plaies de la tête, Discours d'Ambassade, Loi, Lieux dans l'homme, Épidémies* V et VII, *Prénotions coaques.* Le traité *Du médecin* est de l'époque hellénistique.

[4] *Art*, III, 2. Cf. VIII, 3 : il ne faut pas « exiger que l'art ait de la puissance dans les domaines qui ne relèvent pas de l'art ».

[5] *Art*, IX, 2. Ces maladies cachées « sont celles qui se sont portées vers l'os et la cavité » (X, 1).

existence lui doivent leur salut »[1]. L'art se manifeste comme un pouvoir constatable, reposant sur un savoir transmissible, lui-même fruit de la découverte.

La perspective du savoir est cependant différente d'un traité à l'autre. Ainsi, dans l'*Art*, la médecine est posée comme étant entièrement découverte alors qu'au contraire, dans l'*Ancienne médecine*, les découvertes passées préparent les découvertes futures, de sorte que le danger vient cette fois des novateurs et non plus des négateurs. *Ancienne médecine* insiste, s'adressant au médecin, sur l'obligation ardente qui lui est faite de « chercher de toutes ses forces à savoir, s'il a l'intention de remplir tant soit peu ses devoirs »[2].

Après le lien entre la *praxis* et le *logos* de l'art médical se trouve ainsi énoncé avec force le troisième terme de la convergence qui a rendu la médecine possible, la régulation par une éthique *(éthos*). Cette *éthique médicale*, tenue à juste titre, nous le verrons, pour la première des éthiques, est non seulement une éthique de référence mais un modèle absolu de l'éthique. Elle l'est en raison des enjeux de l'intervention médicale, de la pesanteur ontologique et du champ d'action très particulier dans lequel elle s'exerce et des responsabilités qu'elle engage. De fait, l'éthique reste à beaucoup d'égards inséparable de la pratique médicale dans laquelle elle trouve son origine.

Même si elle peut être recherchée dans de nombreux textes du *Corpus hippocratique*[3], elle est apparue dans le *Serment* avec la force d'un surgissement prodigieux : dans un monde où on avortait, où on *exposait* et même tuait les enfants non voulus ou mal formés, où le suicide était en honneur - et ce sera encore le cas à l'époque romaine - le *Serment* est venu proclamer tout à coup le principe intangible du respect de la vie et en même temps le premier humanisme médical et la valeur de ce qui a été

---

[1] *Art*, V, 3.

[2] *Ancienne médecine*, c. 20. Ce traité est principalement diététique. Sur ses relations avec la pensée de Platon, notamment dans le *Gorgias*, cf. la notice de l'édition des Belles Lettres, p. 76 sq.

[3] Voir plus loin, ch. V, p. 107 sq.

décrit par Jacqueline de Romilly comme l'idéal de *douceur*[1] de la Grèce ancienne.

L'ensevelissement et la beauté des ruines

Dans *Les principes de l'éthique biomédicale*[2] de Beauchamp et Childress, l'ouvrage américain qui est devenu la référence de la bioéthique, les auteurs procèdent dès les premières lignes à une mise à l'écart de ce qui est le fondement de l'éthique médicale de l'Occident, avant de reconstruire une éthique *moderne* - qui reprend beaucoup pour ne pas dire tout à ce qui a été dans un premier temps rejeté. La thèse est que les textes anciens, ceux qui ont permis la continuité de l'éthique médicale d'Hippocrate jusqu'au 20ème siècle sont certes « une mine de réflexion sur la relation entre le professionnel de santé et le patient », mais sont « inappropriés pour l'éthique biomédicale contemporaine », en raison des avancées modernes de la biologie et de la médecine. Par conséquent ils ignorent « souvent des problèmes concernant la vérité, l'intimité, la justice ou la responsabilité collective » et ils témoignent ainsi d'une « étroitesse de vue ».

Mais peut-on soutenir que la philosophie antique, qui est la source même de l'éthique médicale[3], n'aurait pas su penser la vérité et la justice, deux notions-clés longuement analysées par Platon, qui a été le premier à les énoncer ? Quant à l'*intimité*, elle est présente dans les écrits du *Corpus hippocratique* et dans le *Serment d'Hippocrate* lui-même. Pour ce qui est, enfin, de la « responsabilité collective », on se demande bien comment elle aurait pu échapper aux inventeurs de la démocratie.

Dans une célèbre analyse de cas connue sous le titre de « L'homme aux rats », Freud évoque les ruines de Pompéi et remarque à cette occasion que « c'est grâce à l'*ensevelissement*

---

[1] J. de Romilly, *La douceur dans la pensée grecque*, Les Belles Lettres, Paris, 1979.

[2] Les Belles Lettres, Paris, 2008.

[3] Cf. J. Lombard, *Éthique médicale et philosophie. L'apport de l'Antiquité*, L'Harmattan, Paris, 2009.

que ces objets se sont conservés [...] : Pompéi ne semble en ruines que maintenant, depuis qu'elle est déterrée »[1]. C'est en effet en découvrant Pompéi en ruines, dans la splendeur des choses que le temps n'a pas pu nous arracher tout à fait et nous a au contraire conservées tout en les dissimulant, que nous en comprenons le caractère sublime et que, longtemps après, nous en saisissons le prix.

De même, la médecine antique, elle aussi usée par le temps, elle aussi inactuelle et d'une certaine façon *en ruines*, montre ce que le *commencement médical* a conservé - et possède encore - d'inaltérable et de créateur.

[1] Sigmund Freud, *Cinq psychanalyses*, Payot, Paris, 2010.

III

La pratique : constitution et exercice de la *technè*

La médecine est d'abord une *pratique*. Elle commence donc par intervenir et non par connaître, mais à l'évidence elle se trouve d'emblée dans une situation intermédiaire : en tant que *technè*, elle s'appuie, si déficiente que soit la théorie, sur une certaine connaissance de son objet (le corps sain et le corps malade) puisque toute *technè* se définit par son objet. Elle consiste dans l'activité d'usage, de production ou de soin qui met en relation un agent (ici, le médecin) et cet objet à utiliser, à produire ou à conserver (ici, la santé). La *technè*, dira Platon, c'est au sens le plus large de « prendre soin comme il faut d'une chose », de faire que « ce qui est son intérêt lui soit procuré »[1]. Elle est le paradigme de la nécessité de connaître pour atteindre la maîtrise d'une activité.

L'empire du malade et le « colloque singulier »

Connaître, c'est toujours *aller voir* avant de *théoriser. Théoria* a d'abord désigné la vision directe, puis l'observation. En un sens premier, *théoria* renvoie au lexique de la visibilité. Dans un second temps, elle devient la spéculation, la compréhension par l'entremise de concepts - ce qui est le sens moderne de *théorie*. Entre les deux, une trajectoire conduit d'une perception de plus en plus élaborée à l'avènement d'un *logos*, d'une rationalité qui rendra possible la science. La *technè* de la médecine commence par une pratique incertaine et placée sous la continuelle menace de l'accidentel, et par nature elle est destinée à le rester.

De tous les arts auxquels on peut la comparer, c'est des arts du salut et surtout de l'art du pilote qu'elle se rapproche le plus.

---

[1] Platon, *Alcibiade,* 128 b sq. et *République*, livre I, 341 e.

La maladie et la mort sont comparables à des naufrages, elles surviennent comme des accidents ou des obstacles. Le médecin et le pilote disposent de signes, de repères, de recettes, de stratégies d'approche ou de contournement et de moyens de lutte contre les dérives qui peuvent affecter l'objet de leurs soins. Il s'agit toujours d'arriver *à bon port* : « les gestes se ressemblent. Le médecin observe, manœuvre, dirige, comme le pilote scrute l'horizon et manie la barre »[1]. La pratique prime sur le savoir et aussi elle le conditionne.

En tant que *technè,* la médecine se règle sur un objet, qui est la santé du corps. Bien que la santé soit une notion générale et un bien visé par tous, l'art médical, lui, ne s'exerce que sur des cas particuliers : « le médecin observe la santé, mais [...] plutôt la santé de tel homme déterminé, car c'est l'individu qui est l'objet de ses soins » : c'est, dira Aristote, en fonction de circonstances particulières qu'il revient « toujours à l'agent lui-même d'examiner », que les décisions sont prises[2]. D'emblée la médecine se situe dans une logique d'ajustement à l'objet du soin dans ce qu'il a d'individuel et d'unique : elle est une technique du geste qui relève d'une sorte d'« inventivité bricolée », qui veille sans cesse à son propre perfectionnement et « prend appui sur des savoirs tacites incorporés par une longue familiarisation avec l'objet »[3]. Cette logique englobe des gestes sociaux, des gestes thérapeutiques, des gestes du *métier*, incluant une certaine manière de *voir* et d'*interroger* la réalité.

Une caractéristique de cette phase initiale du geste médical est la place que tient le patient[4], et à travers elle le règne de la singularité. C'est d'une sorte d'*empire du malade* qu'il s'agit :

---

[1] Olivier Razac, *La grande santé*, Climats, Paris, 2006, p. 39. Cf. aussi, pp. 31 à 38, l'analyse de la santé antique et sa proximité avec l'idée de sécurité qui se rapproche de l'objectif de la navigation.

[2] Aristote, *Éthique à Nicomaque*, I, 4, 1097 a et 1104 a.

[3] Jean-Christophe Weber, « La médecine comme *technè* : tactique du geste, éthique du tact », *Texto*, janvier 2011, vol. XVI, n° 1.

[4] Sur l'inversion des rôles dans le processus médical, quand le malade prend la place centrale dans la lutte contre la maladie, cf. J. Jouanna, *Hippocrate, op. cit.* p. 194, avec l'exemple du dialogue sur le bandage de *Fractures* c. 5.

sa demande, sa plainte, son apparence, longuement explorées, sont l'objet de la médecine, mais elles sont aussi son matériau, son contenu, et la seule ressource, en raison de la modicité du savoir établi, qui s'offre à sa recherche. Pour « discerner les maladies », précise l'auteur d'*Epidémies* I, « notre connaissance s'appuie sur la nature humaine universelle et sur la *nature propre de chaque personne, sur le malade* [...], les diversités de ciel et de lieu, les habitudes, le régime de vie, les occupations, l'âge de chacun, sur les paroles, les manières, les silences, les pensées, les sommeils, les songes ». Le médecin est tour à tour « biologiste, astronome, psychologue, mais en restant fondamentalement un clinicien ». La science que vise la médecine s'appuie sur cette « diversité innombrable » : elle est à édifier à partir d'une « expérience directe, personnelle, soucieuse de détails et apte à les saisir » et elle commence par la présentation « avec exactitude d'une histoire particulière ». L'observation clinique vaut « pour elle-même » mais elle est surtout « la base première du raisonnement médical »[1].

Elle est d'ailleurs présente dans le « colloque singulier », ce schéma classique de la relation médecin-patient qui sous-tend la pratique médicale en protégeant la confidentialité et le secret médical. Ce colloque est bien la « rencontre d'une confiance et d'une conscience », comme on l'a souvent dit. Néanmoins sa signification n'est pas seulement éthique, mais épistémologique et aussi méthodologique : il y a une véritable collaboration du médecin hippocratique et du malade, ils sont réunis et alliés dans l'observation et dans le traitement de la maladie, perçue comme une crise dans la vie du patient. Dans un art du salut, il

---

[1] L. Bourgey dont nous citons ici le commentaire d'*Observation et expérience chez les médecins de la collection hippocratique, op. cit.* pp. 196-199, note que « l'auteur a écrit spontanément sous l'abondance même de sa propre expérience », indépendamment de tout schéma préalable. Cf. aussi l'analyse stylistique montrant de quelle manière « les *attitudes particulières* du malade revivent avec intensité », grâce à l'*immédiateté* de la rédaction, aussitôt après la prise de notes. De grands médecins modernes (Laennec, Trousseau, etc.) ont montré ce même souci de « présenter des histoires particulières » (p. 199, note 4). « Il faut *voir*, toujours *voir* des malades », disait Trousseau.

existe toujours entre le bénéficiaire et l'agent un lien particulier. La célébrissime formule d'*Épidémies* I « avoir deux choses en vue, être utile ou du moins ne pas nuire » exprime aussi l'idée d'une *cause commune*[1].

L'enquête infinie et l'art de décrire

Cette alliance en vue du salut est présente dans l'échange interpersonnel entre le médecin et son patient, dans la recherche du moindre inconvénient et même de la douceur du traitement[2], si elle reste compatible avec l'efficacité. Mais elle est aussi dans l'approche initiale, dès l'observation approfondie du malade sur laquelle s'ouvre la consultation. Le traité de contenu chirurgical *De l'officine du médecin* donne un aperçu presque vertigineux de l'enquête par laquelle commence le geste médical : il faut, dit-il d'entrée, « examiner dès le début les ressemblances et les dissemblances avec l'état de santé, les plus considérables par leurs effets, les plus faciles à reconnaître, et celles que fournissent tous les moyens d'observation ; rechercher ce qui peut se

---

[1] Les conditions modernes de l'exercice de la médecine ont pu vider parfois la notion de *colloque singulier* de sa substance (« biologisation » objectivant le corps et organisant le diagnostic et la thérapeutique autour d'actes « scientifiques », hospitalisation, collégialité entraînant au contraire un colloque *pluriel,* émergence des droits des patients, mobilisation d'intervenants extérieurs, par exemple dans le cadre du maintien à domicile. Le colloque singulier ne structure plus l'ensemble de l' « écosystème de santé », un seul médecin ne pouvant pas se charger de l'organisation des soins et l'exercice collectif de la médecine s'étant imposé. Cependant, c'est la médecine qui est à l'origine du secret médical, qui a lui-même servi de modèle à la notion de confidentialité dans tout domaine professionnel quel qu'il soit. La médecine continue à influer sur l'évolution de la notion de secret. Selon le mot du Pr. Louis Portes, « il n'y a pas de médecine sans confiance, de confiance sans confidence et de confidence sans secret » (déclaration à l'Académie des sciences morales et politiques le 5 juin 1950).

[2] Cf. par exemple *Articulations* c. 47 ou c. 70 ou, sur l'alternance de la force et de la douceur, Hérodote, *Histoires*, III, 130 : Démocédès à qui Darius s'est « confié » lui fait des « traitements grecs », dépourvus de la violence ou de la brutalité des médecins égyptiens.

voir, se toucher, s'entendre ; ce qu'on peut percevoir en regardant, en touchant, en écoutant, en flairant, en goûtant, et en appliquant l'intelligence ; enfin ce qui peut se connaître par tous nos moyens de connaissance »[1]. Cette observation, directe ou indirecte, s'étend au comportement, au cadre de vie et à l'environnement. Elle aboutit à des « fiches cliniques » extrêmement détaillées, souvent saisissantes à la fois par la richesse du détail et par la netteté de la synthèse : on pense à celles du tétanos, de la migraine ophtalmique ou du « grand mal épileptique », qui sont, parmi tant d'autres, restées célèbres, et qui montrent bien que l'art médical a commencé par être un art de décrire[2].

Cette intensité du *voir* et du *décrire* qui caractérise le geste médical ne vaut pas seulement pour les consultations. Gomperz la tient au contraire, de manière plus large, pour le premier et le plus important moteur de la construction de la médecine en tant que « science de la nature ». Celle-ci, dit-il, n'est pas possible « sans intrépidité », car « la conquête d'un domaine nouveau de la connaissance ressemble sous beaucoup de rapports à la prise de possession d'un pays encore vierge ». Il n'est pas surprenant, dès lors, qu'une espèce de frénésie de « réunir des faits » ait marqué les « années d'apprentissage » puis les « années itinérantes, marquées par une spéculation inquiète et vagabonde »[3]. L'invention de la médecine correspond à ce laborieux travail de classement et d'organisation des matériaux amassés, tant par tel ou tel praticien revenant sur son expérience que par les maîtres qui enseignent dans ses écoles et les pionniers de la discipline : au niveau individuel comme au niveau collectif, « les meilleurs

---

[1] *Officine du médecin*, t. 3 de l'édition Littré, § 1, ou dans *Hippocrate, de l'art médical*, *op. cit.*, p. 343 sq. Ce texte, comme l'avait noté Littré, indique les sources de l'observation médicale, la méthodologie par laquelle le médecin parvient à la connaissance de l'état pathologique qui est soumis à son examen.

[2] Ce qu'exprime dans le texte hippocratique la formule insistante « je crois qu'une grande partie de l'art médical réside dans la capacité d'observation ». La description se fait d'après une classification préalable (école de Cnide) ou sans classification préalable (école de Cos). Le reproche était fait aux Cnidiens de s'appesantir sur l'étude des détails, d'abuser de l'interrogation méticuleuse des malades et de multiplier ainsi le nombre de types de maladies.

[3] Gomperz, *Les penseurs de la Grèce, Les médecins*, *op. cit.*, pp. 47-48.

médecins doivent être les meilleurs observateurs »[1]. La médecine s'édifie sur « une foule d'observations ingénieuses et pénétrantes »[2], car l'observation ne vaut que par le travail de l'esprit qu'elle rendra possible, lequel en retour révèlera son sens.

Une forme extensive d'observation : l'itinérance médicale

Cette observation fondatrice est exigeante et le recueil des faits n'est pleinement efficace que s'il répond à un véritable appel, à une vocation impérieuse. Ainsi les livres I et III des *Épidémies* montrent que la connaissance par observation appartient, plus qu'à tout autre, au médecin itinérant, au *périodeute*, littéralement celui qui *chemine,* simplement parce que le savoir dépend de la variété des lieux, de la diversité des situations et des plus ou moins grandes différences entre les contextes qui sont rencontrés : la santé et la maladie sont reliées à des conditions géographiques et climatologiques, avec lesquelles interagissent des « constitutions ».

À l'exemple de Démocédès, parti de Crotone à Samos puis en Perse, Hippocrate quitte l'île de Cos pour parcourir la Grèce continentale après la mort de ses parents, vers 430 ou 420 av. J.-C. La série de voyages qu'il entreprend, qui sont des moments essentiels de sa très longue carrière, le conduit en Thessalie, en Macédoine et en Thrace pour pratiquer la médecine, sans qu'on sache toujours si c'est à titre public ou *libéral*, comme on dit à présent. Il ne s'agit pas, néanmoins, d'une période où il exerce simplement dans d'autres cités et parcourt d'autres régions qui manqueraient de médecins, mais d'une itinérance permettant la construction d'un savoir plus assuré puisque prenant appui sur une réalité plus diverse - ce qui est essentiel dans cette phase initiale d'*accumulation créatrice* de la médecine. Les *Épidémies* portent sur des cas localisables, dont on peut tirer des indications sur les déplacements d'Hippocrate. Il s'agit, à très peu d'exceptions près, de cas examinés après son départ de l'île de

---

[1] *Id.*, p. 49.
[2] *Id.*, p. 70.

Cos. Les textes du *Corpus hippocratique* qui portent sur la clinique ont leur origine dans ces voyages, ce qui souligne toute l'importance de la visée scientifique de l'exercice itinérant de la médecine[1], devenu alors un moyen traditionnel d'extension des connaissances et d'acquisition d'une culture professionnelle[2]. L'organisation du déplacement, les temps de séjour, l'équipe d'accompagnement, composée de médecins en formation, sont révélateurs du rôle essentiel de ces voyages[3].

Pour autant, la science ne se construit évidemment pas sur la seule *accumulation* des observations mais aussi sur la démarche critique et classificatrice, indispensable à la naissance du savoir. Ce travail accompli par les médecins hippocratiques est souvent perceptible dans les textes du *Corpus*, à travers l'expression du doute, de l'hésitation ou du tâtonnement, de la tension vers une clarté plus grande, de l'effort pour comprendre ce qu'on a vu ou constaté. Dans *Épidémies* II, IV et VI, par exemple, « la forme inachevée fait mieux ressortir les efforts de la pensée pour relier classer, généraliser. Des hypothèses sont avancées, des rapprochements surviennent constamment, qui permettent d'esquisser des liens de causalité » : on voit bien alors, comme le souligne Armelle Debru, « une pensée qui s'*élabore*, devant les réalités complexes et fuyantes »[4]. Dès l'observation s'engage un travail de décantation, de réflexion, de conceptualisation, de classification, d'analyse sémiologique, de généralisation, où la médecine de Cos a été « extraordinairement fertile »[5].

L'observation elle-même suppose un art de de la perception - esquissé, nous l'avons vu, au début de l'*Officine du médecin* -

---

[1] Cf. M. Grmek, *Histoire de la pensée médicale en Occident, op. cit.*, p. 29. Les *Épidémies* comportent des tableaux épidémiologiques et des listes de cas individuels dont on voit qu'ils tiennent en partie leur intérêt de leur nombre et de l'extension géographique de l'enquête dont ils résultent.

[2] Sur Hippocrate en Grèce du nord, cf. J. Jouanna, *Hippocrate, op. cit.* pp. 46 à 56.

[3] Cf. R. Taton, *op. cit.*, pp. 290-291.

[4] *Hippocrate, la consultation*, textes présentés par Armelle Debru, Hermann, Paris, 1986, notice concernant les textes des pp. 24 à 56.

[5] Cf. Gomperz, *op. cit.*, p. 71 sq., sur les démarches de la pensée et notamment l'analyse de l'induction hippocratique.

sur lequel « repose l'art tout entier » : elle est déjà « savante »[1]. Elle est décrite dans un passage célèbre d'*Airs, eaux et lieux* qui comporte une méthodologie rationnelle et un système de catégories à la manière aristotélicienne (comment, par rapport à quoi, orienté vers quoi, en quelle saison, dans quelle position etc.) permettant de prédéfinir, dès l'examen des causes et de la nature du mal, l'interprétation du cas et le traitement qui sera prescrit[2]. Dès cette observation des cas concrets, la psychologie et l'anthropologie interviennent dans la prise en compte du vécu des patients : l'attention portée au malade, à ses émotions, à ses passions, à ses angoisses, est une attention portée à l'*homme,* le signe d'un humanisme médical inscrit dans l'investigation initiale et exprimant la dimension d'activité tant intellectuelle que morale de l'art médical.

Aventure du regard et vigilance de l'esprit

Le risque d'une observation conquérante et massive aurait pu être d'aboutir à une accumulation inerte de connaissances, à une dispersion documentaire ou à une érudition plus encombrante qu'éclairante, devenant un frein pour ses propres avancées. Le savoir peut en effet, comme on le voit avec l'évolution qui a conduit de l'aristotélisme à la Scolastique, devenir un obstacle au savoir[3]. Ce danger existe pour la première médecine, et la lecture de certains textes du *Corpus* montre que la science peut être ennemie d'elle-même, que le besoin de science, la science refermée sur elle-même, ou la griserie de la science qui génère un dogmatisme précoce, sont les pires ennemis de la science. Au contraire, l'observation hippocratique ne perd pas de vue la double nécessité « d'appliquer l'intelligence à n'importe quelle

---

[1] Cf. l'étude par Louis Bourgey, qui emploie ce mot, du cas de Philiscos des *Épidémies* I, *op. cit.* , p. 200 et aux pages suivantes divers exemples dont un qui est emprunté au *Pronostic,* le *faciès hippocratique.*

[2] Sur l'observation des sites, des eaux, des saisons et sur la toux de Périnthe, cf. L. Bourgey, *op. cit..* pp. 205-210.

[3] Cf. sur ce point Jean Lombard, *Aristote et la médecine, le fait et la cause,* L'Harmattan, Paris, 2004, notamment pp. 69-98 sur « l'empire des causes ».

partie de l'art médical », selon la formule de *Maladies aigües*[1], et de chercher non pas tant à voir et à fixer ce qui a été vu mais à comprendre, à rendre *intelligible*. Les deux approches (tout voir et perdre de vue le savoir, ou au contraire se détourner de de la vision au profit d'une spéculation) auraient été possibles pendant le premier élan de l'art médical.

En réalité, l'intelligence de l'observation sera rarement prise en défaut : de nombreux textes mettent en évidence au contraire une grande vigilance de l'esprit[2]. Par exemple, les traités chirurgicaux *Articulations* et *Fractures* sont habités par un « va-et-vient entre observation et pensée » : ils se situent dans une zone qui apparaît « intermédiaire », où il est traité à la fois de ce qui se passe et de la réponse qui peut être apportée à la situation au nom de la rationalité. L'équilibre est parfaitement préservé, la plupart du temps, entre les principes, notions ou concepts et le concret, entre le savoir et l'action, entre la rigueur du *logos* et la richesse du réel, qui sans lui deviendrait déroutante. Sans jamais perdre le contact avec les choses, le médecin, comme le répètent avec insistance les traités de Cos, doit « savoir appliquer sa raison » (*prosekhein ton noon*). *Noos* représente l'intelligence et l'esprit « en tant qu'il perçoit et qu'il pense »[3]. Cette expression revient dans *Maladies aigües, Blessures de la tête, Pronostic* et aussi dans *Épidémies* I. Les exemples ne manquent pas, dans le *Corpus*, de textes où les idées et notions générales ne sont pas empruntées à un système préexistant mais élaborées, avec tous les risques que cela comporte, à partir de l'expérience qui est rapportée. Les *Aphorismes* illustrent aussi cet entrecroisement

---

[1] *Régime de Maladies Aigües*, 2 L. II 230, 162.

[2] Sur cette question, cf. l'analyse détaillée et très documentée de L. Bourgey, *op. cit.*, pp. 211-235, notamment les notes des pages 212 et 213. L'auteur met en évidence, à partir d'une multiplicité d'exemples, la présence de « la pensée dans l'observation » chez les hippocratiques. Voir le passage de *Blessures de la tête* sur la blessure d'un enfant avec l'os du crâne dénudé, où l'examen par l'intelligence permet de comprendre ce que la seule vue n'a pas permis de savoir (p. 216) ; ou le pronostic comme « union de l'observation et de la pensée » dans le cas du soldat blessé par une catapulte et qui est pris d'un rire convulsif d'*Épidémies* V.

[3] P. Chantraine, *op. cit.*, p. 727.

de l'expérience avec les conséquences que peut en tirer le raisonnement, en termes de savoirs, de principes ou de règles pratiques.

De cette union de la prodigieuse aventure du regard et de la vigilance sans faille de l'esprit, c'est un « esprit positif »[1] qui est né, avec la règle impérative du respect absolu des faits dans tout exercice de la pensée. Les faits sont établis par un examen méthodique et le regard est à la fois précis et ample - et jamais négligent. Être, selon la devise hippocratique d'*Épidémies* V, le « serviteur de l'art », c'est faire profession de rigueur absolue, dans le cadre d'une démarche qui étant sans expérimentation est toujours entièrement d'observation[2].

Dialectique du futur : le pronostic et la thérapeutique

Cette union de l'observation et de la pensée ne concerne pas seulement le recueil des données et leur interprétation, elle est aussi active dans le passage au geste médical. C'est d'un même mouvement que se réalisent la soumission aux faits, l'appel à la pensée et l'orientation rationnelle du traitement, par opposition avec une pratique qui fonderait les traitements soit sur un empirisme débridé soit sur des théories invérifiées et arbitraires. Le *Régime des maladies aigües* se moque ainsi de la diversité incompréhensible des traitements proposés pour un même cas et il invite à un examen plus attentif de la complexité des faits[3]. La

---

[1] Le terme est utilisé par L. Bourgey, *op. cit.*, p. 228.

[2] Sur le statut épistémologique de l'observation hippocratique, cf. Claude Bernard, *Principes de médecine expérimentale,* introduction : « Les *observations empiriques* sont les observations faites sans aucune idée préconçue [...]. Mais une fois les faits d'observation empirique établis, il faut leur donner une signification, en déduire des lois à l'aide d'hypothèses [...] cependant jamais la médecine d'observation pure n'a pu suffire ni au malade, ni au médecin, parce que, comme traitement, elle conclut forcément à *l'expectation,* comme toutes les autres *sciences d'observation* ». Sur l'absence d'expérimentation dans la science antique cf. supra, p. 21 et note 8.

[3] *Régime des maladies aigües,* 3 L. II, 240-244. Dans ce cas, il s'agit de savoir s'il faut recourir aux décoctions d'orge, préparation excellente à condition de la doser et de la prescrire en fonction de l'état du malade et de son régime.

généralisation d'un même traitement n'est pas acceptable non plus, dans la mesure où elle néglige la singularité des cas. Il s'agit en fait de prendre en compte la réalité pathologique dans son entier et de penser *à partir d'elle* plutôt que d'essayer de la soumettre à un système *a priori* quel qu'il soit.

Au sein d'une *technè* du soin, le geste est à un double titre tourné vers l'avenir : à travers le pronostic et à travers le traitement. Les tout premiers mots du traité du *Pronostic* annoncent la place privilégiée de la temporalité dans la médecine. Littré les traduit par « le meilleur médecin me paraît être celui qui sait *connaître d'avance* »[1]. Le médecin est celui qui peut se rendre maître du temps de la maladie, dont il dit « le présent, le passé et l'avenir ». Cette maîtrise permet d'emporter l'adhésion du malade à l'idée du pouvoir de la médecine rationnelle et à celle de la compétence du médecin, comme nous l'avons vu, mais elle a aussi une autre fonction très importante : le médecin, en effet, « traitera d'autant mieux les maladies qu'il saura, à l'aide de l'état présent, prévoir l'état à venir ». C'est la *prévision*, en tant qu'elle est une possession anticipée du futur, qui fait le vrai pouvoir de la médecine et permet que le traitement soit *mené au mieux*[2]. Cette prévision est possible grâce à une méthodologie détaillée qui est exposée aussitôt[3]. Elle permet de lire le futur dans le présent et ainsi d'*agir sur lui* ou du moins de créer les conditions d'une telle action. Le pronostic n'est pas le simple alibi savant d'une inaction contrainte, mais l'instrument d'une thérapeutique à venir, d'une ambition de changer le cours des choses : si la maladie est un écart à la santé, le traitement vise à

---

[1] Dans l'expression *pronoian épitèdeuein*, Littré a conservé le sens général de *pronoia* (préscience, pressentiment, prévision). L'édition récente des Belles Lettres (2013) traduit de manière plus technique : « le mieux est de pratiquer le pronostic » (*Pronostic*, I, 1).

[2] Le terme est utilisé dans les deux traductions.

[3] *Pronostic*, II, 1 : « il faut observer de la façon suivante dans les maladies aigües ». L'expose ne concerne en effet que les maladies aigües (lesquelles se définissent par l'existence d'une crise, d'un instant décisif, et par leur issue, le plus souvent fatale). Une liste de ces maladies se trouve dans le traité *Régime des maladies aigües*, c. 2.

créer un écart à l'état pathologique. Le futur lu dans le présent du pronostic peut encore être modifié par la thérapeutique, pour autant du moins qu'il a pu être déchiffré à travers le système de signes[1] identifié par l'examen du malade et qu'on a pu imaginer un traitement ou une médication. La perspective thérapeutique est absente du *Pronostic*, malgré la fréquence des « formules injonctives » et le contraste est très grand entre la directivité du ton et la modestie voire l'absence complète d'indications relatives au traitement et au soin[2].

De façon générale, les textes hippocratiques *disent* donc le futur, qu'ils lisent dans l'observation du malade rapprochée de l'histoire des maladies, beaucoup plus qu'ils ne le *préparent*. L'observation tisse des perspectives d'évolution de la maladie dans lesquelles l'intervention de la *technè* peut s'inscrire, mais les moyens d'action sont limités, disproportionnés à la science laborieusement créée pour interpréter les signes et comprendre la nature du mal. La thérapeutique hippocratique repose surtout sur le rétablissement des équilibres interrompus, sur le retour à l'unité harmonieuse du tout[3]. À ce titre, les purgations de toutes sortes sont prédominantes : évacuations par le bas (nettoyage des intestins) et par le haut (vomissements), par clystères ou par médicaments, ou encore par le régime, ou chirurgicalement[4] par incision (par exemple pour évacuer le pus). À défaut, on tente de déplacer les humeurs mal localisées, par exemple à l'aide de ventouses, on pratique des fumigations ou on cautérise. On peut

---

[1] Signes et symptômes sont souvent ambigus, indiquant aussi bien des causes que des effets, selon le point de vue adopté.

[2] Cf. les remarques de J. Jouanna sur ce point dans la notice du *Pronostic,* p. XXVI. Voir aussi p. XXVII les utilisations du « il faut » indiquant obligation, (ce que doit faire le médecin, c. 2), normalité (comment le malade doit être couché, c. 3), ou plus rarement recommandation thérapeutique (faire diminuer le volume de la luette gonflée, c. 23).

[3] Cf. l'étude synthétique de L. Ayache dans *Hippocrate*, *op. cit*., pp. 96-103 et celle de M. Grmek, dans *Hippocrate De l'art médical*, *op. cit*., pp. 55-59.

[4] On incise aussi les abcès externes ou à la gorge, dans le poumon, ou dans le crâne grâce à la trépanation (cf. *Maladies II* et *Affections internes*). Tumeurs et polypes sont enlevés. La tradition médicale est de « couper et brûler ».

agir par le régime ou sur les relations avec le milieu : changer de lieu, bénéficier d'une saison plus favorable, profiter du soleil ou du vent, prendre des bains[1], respecter une diététique spéciale, pratiquer un régime mieux adapté. Le régime est une notion très large qui concerne le rythme des repas, les exercices physiques, les promenades, le repos et sommeil, la nature des aliments[2].

En matière alimentaire, les règles semblent inspirées du bon sens et de la croyance populaire, ou de l'empirisme commun, ou encore de l'analogie ou du symbolisme : ainsi le miel et le lait purifient, le vin rouge nourrit parce que sa couleur est celle du sang, le vin blanc est évidemment diurétique. Les catégories générales du froid et du chaud, du sec et de l'humide, sont très souvent mises à contribution. L'orge, qui est tant prescrit dans l'alimentation des malades, est de nature « humide et froide »[3] et par conséquent il humidifie et rafraîchit, d'où son utilisation fréquente en tisane - de *ptisanè*, en grec l'orge mondé, celui qui est tenu à présent pour la « céréale minceur » par excellence.

Cette diététique semble avoir été constamment tenue pour une preuve de l'efficacité de la médecine, sans que l'évaluation réelle de ses bienfaits ait été faite. L'inversion des causes et des effets en fonction du *moment* l'aurait rendue de toute manière difficile. Par exemple, pendant que le mal progresse ou résiste encore au traitement, il faut prévoir un traitement affaiblissant, une diète stricte ; mais une fois que le malade l'emporte sur le mal et commence à se rétablir, il faut au contraire un traitement qui redonne force. Et ce mécanisme trompeur, créateur d'aléas, de la prescription, concerne toutes sortes de facteurs qui eux-mêmes interagissent (saisons, âges, lieux)[4].

Le même degré de complexité se retrouve dans l'utilisation des médicaments. La richesse de la pharmacopée hippocratique

---

[1] Sur les bains et une anticipation du thermalisme, cf. principalement *Régime des maladies aigües*.

[2] Sur la diététique, cf. surtout *Ancienne médecine* et *Du Régime* I, II, III.

[3] *Régime*, c. 40.

[4] Cf., sur la « circularité causale » et le tâtonnement (ou la méthode par essais et erreurs), L. Ayache, *op. cit.*, pp. 100-102.

est démultipliée par la très grande variété des préparations, des effets attendus, du moment de l'administration, de la nature du mal soigné, de la posologie, du régime associé, du mode de présentation (en infusion, décoction, potion, pommade). Les ingrédients peuvent être animaux (sécrétions ou produits d'animaux), ou végétaux, dans une quantité et une diversité qui semblent aujourd'hui inimaginables. Les vertus de ces produits sont infiniment variées[1] et l'étude des quantités à prescrire est une préoccupation constante.

Médecine et soin : le poids du savoir-faire

Compte tenu de l'ignorance des effets réels de ces médications essentiellement empiriques, on pourrait mettre en doute l'idée d'un progrès de la médecine hippocratique en matière thérapeutique. Et de fait la formule « par le fer et le feu », qui exprime la détermination à guérir de la médecine a une force bien plus symbolique que réelle. Le tout dernier des *Aphorismes*[2], avec sa tonalité martiale, donne l'impression, à dessein peut-être, d'une médecine puissante qui ne se laisserait arrêter que par l'impossible, dont elle ne serait plus la victime mais la mesure : « ce que les remèdes ne guérissent pas, le fer le guérit ; ce que le fer ne guérit pas, le feu le guérit ; ce que le feu ne guérit pas, il faut le considérer comme incurable »[3]. La célèbre triade incision, cautérisation, évacuation, est à la fois incertaine et à beaucoup d'égards risquée, fatiguant souvent et tuant parfois le malade[4],

---

[1] Non seulement laxatives, diurétiques, révulsives, expectorantes, mais aussi émollientes, cicatrisantes, analgésiques, cicatrisantes, cholagogues, etc.

[2] *Aphorismes*, section 7, n° 87.

[3] Tout en fixant les limites de l'art médical, ce texte, symétrique du célèbre premier aphorisme, montre l'*extension* de l'art aux niveaux d'intervention qu'il permet : l'*incurable* est ramené à une limite rendue inévitable par la finitude des hommes plus que par la faiblesse de l'art. Le ton est moins pessimiste, si on peut dire, que dans l'*Aphorisme* 1. Cf. *Arts*, ch. 8.

[4] La saignée notamment est parée de nombreuses et inexplicables vertus (il y aurait une fonction hémorragique curative - elle le restera pendant des siècles, même après la disparition de la théorie des humeurs). Sur la saignée de la cheville pendant un accouchement difficile, cf. *Maladies des femmes*, I, 77.

qu'il ne faut affaiblir que jusqu'à un certain point. Et l'arme ultime et la plus puissante de toutes, *brûler*, procure - et encore quand elle la procure - une cruelle et épuisante guérison, empêchant seulement le mal « de cheminer ni en haut ni en bas »[1].

Pourtant la médecine soignante progresse, elle améliore sa pratique et elle complète son savoir-faire, en liaison avec les résultats d'une exploration éperdue du normal et du pathologique. La convergence de l'observation et du soin est toujours féconde. Roselyne Rey a bien montré, par exemple, comment l'attention portée à la douleur par le médecin hippocratique a des conséquences scientifiques : en renseignant sur le processus morbide et en facilitant le pronostic, elle contribue grandement à la connaissance des maladies[2]. Soigner ici encore *fait savoir.*

En sens inverse, avec une meilleure connaissance des symptômes et des cas, remèdes et traitements s'améliorent, comme emportés par les avancées de la rationalité. Cet élan est très net dans des domaines nouveaux comme la gynécologie, qui est en voie de constitution rapide et s'enrichit de façon remarquable. Les traités consacrés aux maladies des femmes[3], nombreux dans le *Corpus hippocratique*, attestent de cet essor : grâce à la mise en place d'un appareil conceptuel autour de la « nature de la femme », articulée à la fonction reproductrice, les maladies sont regroupées selon leur rapport avec la fécondation. Cette spécialisation est accompagnée d'une extraordinaire floraison thérapeutique. Le célèbre traité *Maladies des femmes* en témoigne, en donnant une liste considérable d'ingrédients à vertu curative,

---

[1] *Affections internes*, c. 78.

[2] R. Rey, *Histoire de la douleur*, La Découverte, Paris, 2000, p. 27. Signe de la communication entre l'activité thérapeutique et la connaissance dans le monde hippocratique, « l'habileté du médecin est jugée autant en fonction de l'accomplissement de ses prévisions que de ses réussites thérapeutiques ». Sur la douleur comme signe, voir pp. 34-37 l'intéressante analyse consacrée à la médecine romaine.

[3] Les maladies des femmes étaient évoquées aussi dans *Epidémies*, mais elles n'étaient pas répertoriées en tant que telles et comme relevant d'une discipline spécifique. Elles appartenaient au tableau clinique des traités nosologiques généraux.

animaux, minéraux ou végétaux, et de procédés à usage local, injections, fumigations et applications de pessaires[1].

Il apparaît ainsi que « le déploiement des soins est un trait frappant de la médecine gynécologique », de telle sorte que « le discours médical en est envahi, presque débordé »[2]. La thérapeutique infléchit les concepts et l'organisation de la *technè* : c'est ce que démontre plus nettement qu'aucune autre spécialité médicale la gynécologie naissante. En même temps, les aspects techniques connaissent des avancées importantes et permettent de prendre en compte systématiquement le confort des malades et leur intérêt *immédiat*, et pas seulement la bonne exécution de la procédure. Un aphorisme bien connu conseille de choisir une « boisson et une nourriture un peu inférieures en qualité mais plus agréables [...] de préférence à de meilleures, mais plus désagréables »[3].

Sans doute ne faut-il pas voir là une simple « gracieuseté » (*charitès*) envers le malade comme on l'a fait souvent, mais une inflexion de l'art du soin faisant une place nouvelle au moral du malade et modifiant le rapport entre l'*épiméléia* et la *thérapeia,* pour reprendre la classique distinction posée alors par la pensée grecque entre soigner *quelqu'un*, s'occuper de lui, et soigner *quelque chose*, un corps, une blessure, une maladie (*thérapeia,* qui correspondra au fil de l'évolution de la langue grecque à la

---

[1] Le retour des règles et l'interruption de la grossesse occupent une grande place dans l'activité gynécologique. Certains procédés sont brutaux, comme la succussion et l'utilisation de vomitifs et évacuants. Les régimes et exercices sont contraignants ou compliqués avec par exemple la fameuse cure de lait de 45 jours ou la position attachée la tête en bas pour les descentes d'organes.

[2] Notice de présentation de *Maladies des femmes* par Armelle Debru dans *La consultation, op. cit*. p. 237. Voir à la même page la description du « temps des soins à l'image de la vie patiente des femmes » (recours aux arômes et aux fumées qu'il faut laisser longuement agir pour pouvoir espérer un retour des règles). L'étude de la gynécologie hippocratique présente un très grand intérêt. Elle met en évidence le mixte (et même l'affrontement) entre la rationalité et l'adhésion à des croyances populaires. Voir par exemple *Maladies de femmes* II, 215 sur les taches de lentigo.

[3] *Aphorismes*, II, 38. À noter que la gynécologie occupe la plus longue section des *Aphorismes* : V, 28 à 62.

spécialisation même de l'art médical) : *prendre soin*, permettre de continuer à vivre, en nourrissant et en entretenant, tant physiquement que moralement, d'un côté, et *donner des soins*, c'est-à-dire traiter, soulager, guérir par des moyens *ad hoc*, d'un autre côté, la *thérapeia* étant ainsi le soin en tant qu'il transforme le malade en patient. En parallèle, la formation du médecin a été complétée afin que ses soins tiennent compte de cette évolution. Divers textes du *Corpus* attestent de ce souci d'adaptation au public[1]. Le patient, qui était déjà au centre du savoir, va occuper aussi une place centrale dans les soins qu'il reçoit - premier statut du patient dont on retrouve la trace dans la problématique moderne du consentement.

Certes il n'y a pas, à l'époque d'Hippocrate, d 'obligation en ce qui concerne le consentement[2], puisque les cités n'ont pas réglementé l'activité médicale. Tout repose sur la conscience du médecin et la qualité de ses relations avec le malade, comme le rappelle le *Serment*. Non seulement il n'y a pas eu en Grèce de *déontologie,* mais il n'existait aucune surveillance publique des conduites professionnelles dans le domaine médical. Même s'il a des responsabilités éminentes, le médecin grec ne commet que des fautes ou des crimes qui pourraient être imputés à des citoyens ordinaires, et inversement on ne peut attendre de lui que les vertus qu'on demande à tout citoyen, l'honnêteté, la politesse, la sincérité, etc.

Le consentement existe cependant dès l'origine, et on en retrouve la trace dans les *Lois* de Platon : « le médecin *ne pres-*

---

[1] Cf. par exemple la typologie des patients dans *Airs, eaux, lieux*, 24 L II, commentée par L. Bourgey, *op. cit.,* p. 206, notes 1 à 4.

[2] La question du consentement se pose davantage en milieu hospitalier. Or l'hôpital n'est pas du tout une invention grecque (ni antique), mais surtout religieuse, arabe, chrétienne et médiévale (institution d'abord charitable, où le salut du corps sera longtemps moins important que le salut de l'âme). L'idée d'hôpital est totalement étrangère à la Grèce ancienne, et sans doute pas seulement faute de moyens techniques. En fait, le seul regroupement est réservé aux malades en situation extrême et il est confié à la *médecine des temples*, qui est en quelque sorte l'opposé de la médecine rationnelle, sans être coupé d'elle.

crit rien au patient sans l'avoir *persuadé* d'une façon ou d'une autre »[1].

Aux limites de l'art : prescription et « connaissance clinique »

La *technè* médicale intègre cette dimension, et d'une façon plus générale elle se construit et se modèle autour de sa fonction de soin. Commentateur et analyste privilégié de la médecine de son temps, Platon retient principalement ce rôle thérapeutique : le médecin est avant tout celui qui *prescrit* en s'appuyant sur sa capacité d'interpréter et de prévoir. Ainsi dans le *Cratyle*[2] il est caractérisé par sa compétence en matière de médication : seul il se réfère aux vraies propriétés des remèdes et non, comme le profane ou le patient, à leur apparence. Il sait ce que dissimule le *pharmakon* aux multiples aspects. Ce savoir lui confère le pouvoir de prescrire et de s'assurer le concours, ainsi légitimé, du fournisseur de remèdes : dans *Euthyphron*, la pharmacie est déjà désignée comme une servante de la médecine[3]. À diverses reprises, Platon insistera sur la spécificité du médicament : sa bonne utilisation lui semble être le sommet de l'art, ce que traduit une plaisanterie d'*Euthydème*[4] : « un chariot d'ellébore » mélangé à une drogue n'est pas une dose trop forte si celui à qui on la donne à boire est « aussi grand que la statue de Delphes ».

La prescription du médicament et des autres traitements est le centre de la pratique médicale. D'une certaine façon, elle la structure en convoquant des savoirs qui permettent de la fonder et de l'adapter. Il existe ainsi une science de « l'*administration au corps* d'un traitement », qui inclut, outre la connaissance des produits ou des techniques, celle des « gens qu'il faut traiter », celle qui dit « quand il faut pratiquer ces traitements et dans quelle mesure à ne pas dépasser »[5], selon les termes du *Phèdre*.

---

[1] Platon, *Lois*, IV, 720 b-d.
[2] Platon, *Cratyle*, 394 a-b.
[3] Platon, *Euthyphron*, 13 d.
[4] Platon, *Euthydème*, 299 b.
[5] Platon, *Phèdre*, 268 a-269 a.

La médecine se définit comme l'art de l'action sur le corps, soit par des médicaments[1], en cas de nécessité, soit par le régime et la gymnastique, plus recommandables dans la mesure où « les maladies ne doivent pas être irritées par les drogues »[2].

Platon retient globalement la théorie et la méthode de soin des hippocratiques, mais il conçoit l'intervention thérapeutique d'une manière plus large, comme un continuel dépassement des savoirs acquis et des gestes codifiés. Sans doute traduit-il, en un sens, le mouvement hippocratique lui-même dans ce qu'il a plus ou moins secrètement de créateur. Le passage du *Politique* qui concerne très explicitement l'art médical conclut avec force que « s'opposer à toute recherche », c'est-à-dire considérer comme inviolables les règles et pratiques établies, provoquerait « la ruine totale de tous les arts et même l'impossibilité de leur renaissance »[3]. Le philosophe apporte son aide à la médecine pour « préciser sa méthode et à prendre une conscience plus claire de sa très haute mission », selon la formule de P.-M. Schuhl[4]. Platon contribue à l'organisation de la *technè* médicale comme art du soin centré sur la gymnastique et sur la diététique, mettant en œuvre une compétence spécialisée mais limitée et conditionnée

---

[1] Voir par exemple *Cratyle,* 405 a-c. Platon rejette les traitements compliqués en raison des incertitudes de la pharmacologie.

[2] Platon, *Timée*, 89 a-c. Dans la *République* (405 c) les médicaments sont réservés aux blessures et aux maladies qui résultent d'un régime inadapté, qui doivent être rares dans la vie saine de la cité idéale. Dans le *Timée,* la perspective tend à s'inverser mais ce sont les maladies les plus graves qui justifient l'emploi de drogues, les autres pouvant être laissées à l'évolution spontanée. Platon fait une place mesurée aux aspects magiques ou religieux : ainsi les guérisons des temples ont peut-être une réalité mais en partie seulement, et les incantations peuvent aider à l'action des plantes (cf. sur ces points, XI, 923 a, *République*, 364 b-c, *Banquet*, 202c-203a, *Politique*, 280 d-e, *Théétète*, 149 c-d, et surtout *Charmide*, 155c à propos de la complémentarité entre les plantes et les incantations et *Banquet,* 186 c-e sur les frontières de la médecine).

[3] Platon, *Politique*, 299 e. Cf. l'appel lancé à l'audace scientifique, avec la moquerie sur le refus du titre de médecin à « quiconque sera vu en train de faire, à l'encontre des règles écrites, des recherches sur l'art » (299 a-c).

[4] Pierre-Maxime Schuhl, « Platon et la médecine », *Revue des Études Grecques*, janvier-juin 1960.

à l'expérience - et donc à la pratique[1]. Au livre III de la *République,* la meilleure médecine est définie comme celle des médecins qui ont « eu à connaître le plus de corps dans le pire état » et qui ont été eux-mêmes les plus malades[2], en d'autres termes ceux qui possèdent une espèce de pratique totale.

Ce fondement pratique de la médecine et cette domination de l'observable, donc du sensible, liés à ce que nous avons appelé l'empire du malade, entraînent une connaissance principalement clinique où les maladies ont moins d'existence que les malades. Une maladie est une notion, un instrument d'ordre intellectuel pour organiser le réel, et les hippocratiques, en effet, identifient des « entités nosologiques »[3], mais ce sont des regroupements de signes et de symptômes, trop nombreux, trop peu structurés et se prêtant à une combinatoire trop complexe pour permettre à l'intelligibilité qu'ils apportent d'être véritablement perfectible. Dans le système hippocratique, la maladie n'est qu'un moyen de classer les constantes et les répétitions observées, puisque la réalité pathologique est par essence individuelle et qu'il existe autant de maladies que de dyscrasies[4] et autant de dyscrasies que d'individus.

La médecine rationnelle des Grecs, qui réussit à mettre fin aux conceptions de type démoniaque de la maladie, n'en bute pas moins sur les questions fondamentales de définition et de causalité et même de statut ontologique de la maladie : *nosos* est un terme hérité de l'époque archaïque et lié à la notion de malheur et de désastre, il est proche de *pathos*, ce qui arrive, l'accident, dans une acception assez éloignée du terme moderne

---

[1] Cf. l'injonction qui est faite à Ménon « va voir les médecins », lorsqu'il est question de faire de lui un médecin (*Ménon,* 90 b-d). Le texte concerne les modalités de l'apprentissage.

[2] Platon, *République*, III, 408c-e. Voir ensuite le parallèle avec les bons juges et aussi en 405 d - 408 c les limites de la médecine.

[3] *Nosos* (*nousos*) et *nosèma* désignent la maladie de manière générale, mais il n'y a pas de classification des maladies à proprement parler.

[4] La dyscrasie, le mauvais mélange, est une notion centrale dans la théorie des humeurs (cf. plus loin, ch. IV). Cette théorie et la causalité endogène de la maladie prévaudront jusqu'à la rupture qu'institue la notion d'*organe malade.*

de *pathologie*[1]. On voit bien là une des limites de l'accès au réel purement *clinique* de la médecine hippocratique, à défaut d'une science encore à venir qui pourrait lui donner sens.

Métamorphoses de la technè

Ce défaut est néanmoins l'envers d'une véritable envolée de la *technè* médicale. L'immersion raisonnée du métier dans le réel et l'élan donné à la pratique, puis reçu d'elle en retour, font que le médecin n'est plus alors un *artisan* comme un autre. Il est un *homme de l'art,* un créateur, un *dèmiourgos* qui invente, bien différent du *banausos* qui se sert du feu et du fer et fabrique des objets d'usage[2]. L'évolution de la t*echnè* médicale se fera dans cette direction, ainsi qu'en témoignent les deux grandes étapes de sa rencontre avec la philosophie.

La première rencontre est celle qui s'est produite au temps de Platon, qui a vu dans la médecine un modèle de savoir-faire et qui s'est intéressé aux aspects politiquement transposables de la pratique médicale et à ce qui permet, à partir d'elle, de distinguer le savoir-faire authentique et le savoir-faire usurpé. Mais savoir-faire n'est pas savoir : la médecine est une poursuite de

---

[1] On hésitera longtemps entre deux conceptions, la maladie comme *réalité* ou comme *élément descriptif et explicatif* de cette réalité. Les théories hippocratiques installent un système d'équilibre entre des éléments « naturels », les humeurs, dont la maladie serait un mauvais mélange, la dyscrasie (*dyscrasia*), comportant excédent (*hyperbolè*) ou défaut (*elleipsis*). Le malade est celui dont une des humeurs « s'isole dans le corps » (*De la nature de l'homme*, 4) et cesse d'avoir avec les autres une relation solidaire. Il s'agit d'un processus inscrit dans le temps, et c'est dans une série d'évènements entrecoupés de moments critiques que se produit par étapes la guérison ou l'aggravation. La localisation des phénomènes pathologiques n'est pas le point fort de la médecine hippocratique, la place des fluides dans le système humoral ayant manifestement favorisé, dans un premier temps, l'ignorance relative des structures solides du corps, mieux connues par la suite, à l'époque hellénistique.

[2] Sur l'opposition entre *dèmiourgos* et *banausos*, cf. P. Chantraine, *op. cit.* pp. 156 et 261-262. *Démourgios* désigne d'abord l'artisan de façon générale, par exemple, chez Homère, le charpentier, le potier, le médecin ou même le devin. Par la suite, une nouvelle appréciation moins favorable de certains métiers fera distinguer le *banausos*, chargé de fabrication, le forgeron par exemple.

la vérité qui est destinée tôt ou tard à manquer son objet, parce qu'un savoir véritable ne peut en aucun cas naître d'une activité qui fondamentalement repose sur l'observation.

La seconde rencontre se produira plus tard avec Aristote qui, tout comme son maître Platon, emprunte d'abord à la médecine les concepts et le lexique nécessaires à l'analyse du fonctionnement de la cité[1]. La cité connaît comme le corps la *phtora,* la corruption observée dans les affections graves, en quelque sorte elle se gangrène. Aristote fait sienne la devise d'Anaxagore « le visible est l'œil de l'invisible » et il établit le premier grand système de métaphores médicales de l'Occident[2].

En revanche, il se sépare de Platon en reconnaissant l'expérience et l'observation comme de possibles voies d'accès à la science et en intégrant l'observable dans le connaissable, ce qui à terme entraînera une réorganisation complète du champ du savoir et par conséquent du statut de la médecine. La médecine pensée par Aristote est à la fois un savoir revalorisé sur le plan épistémologique, intégré à un système de sciences restructuré, promu par son placement sous l'égide d'une science de la nature. *Technè* et *epistèmè* se rejoignent alors dans la constitution d'un nouveau « *logos* de la santé »[3].

---

[1] Quand il traite dans la *Politique* des types de constitution et des équilibres qu'il faut y introduire, il s'appuie sur l'exemple du mélange des médicaments dans les prescriptions médicales. La décadence des régimes démocratiques est analysée comme l'équivalent politique du dépérissement d'un corps gagné par la maladie.

[2] Cet appareil métaphorique est emprunté en partie aux écrits hippocratiques, par exemple à l'*Ancienne médecine* à propos du rôle de la forme des organes dans la douleur et son traitement, ou bien à Platon, comme la comparaison du réseau vasculaire avec l'irrigation des jardins, celle du ventre avec une mangeoire, celle du cœur avec le poste des gardes de l'Acropole (*Timée,* 70 a-b et e, 73 d, 77 c-d etc.). Aristote modifiera ce système qui, de manière de parler qu'il était, va se transformer peu à peu en raisonnement par analogie puis en mode d'explication causale.

[3] Aristote, *Éthique à Eudème*, 1249 a et *Métaphysique*, 1070 a. Dans ce cadre nouveau, la première tâche de la médecine est plus que jamais de chercher une théorie générale de la santé et de la maladie Sur le rôle considérable d'Aristote dans le développement de la médecine grecque, cf. *Aristote et la médecine. Le fait et la cause, op. cit.*

Ce chemin est celui dont la médecine hippocratique a tracé les premières étapes - et les plus décisives - faisant passer la *technè* médicale d'un statut de métier du *faire* à celui d'activité tirant sa rationalité de cette pratique et prouvant la validité de sa méthode par le résultat qu'elle obtient. La conversion qui est ainsi effectuée d'une activité de production à une activité de la raison correspond à la séparation, dans le champ de la *technè*, des arts mécaniques et des arts libéraux. Ceux-ci sont encore en un certain sens des activités de production, qui correspondent à un *ergon*[1], mais un *ergon* d'un nouveau type : le médecin, en effet, ne produit pas la santé comme le maçon construit la maison. La santé est l'*ergon* de la médecine en tant qu'elle est un « savoir de ce qui est sain »[2] appliqué à un corps qui n'est pas à construire mais dont l'ordre doit être restauré[3].

Cet *ergon* n'est plus un objet tangible : la santé est une sorte de concept en creux, elle se tient « muette et insaisissable », elle est tapie dans ce que Gadamer appelait si bien « un lieu caché »[4]. Le médecin ne peut pas montrer la santé de son patient comme étant *son* œuvre, ni même simplement comme étant *une* œuvre : l'objet de la médecine, la santé, reste insaisissable en tant qu'objet. Platon analysait ce paradoxe en disant qu'elle est quelque chose mais que ce quelque chose n'est rien d'autre que l'absence de son contraire.

Aristote quant à lui la considérait comme appartenant à un monde séparé et inaccessible, comme ce avec quoi on ne peut jamais avoir de contact. Il s'appuyait par exemple sur l'idée de

---

[1] *Ergon* désigne d'abord tout objet fabriqué, y compris le monde créé par une action divine, et il est la finalité caractéristique de la *technè*. Cf. A. Balansard, *op. cit.*, p. 53 sq.

[2] Platon, *Charmide*, 165 d.

[3] Aux origines de la pensée occidentale, il y a l'idée qu'un monde idéal serait un monde sans maladies, ce que souligne le mythe de Pandore, qui nous éclaire sur l'existence d'un double concept de la santé, comme un absolu, un paradis perdu, ou comme un état, relatif et variable, qui est menacé par des risques et subit des accidents. En ce second sens, la santé inclut d'une certaine façon la maladie, qui en est pourtant le contraire, et elle fonde la double vocation de prévention et de réparation de la médecine.

[4] H.-G. Gadamer, *Philosophie de la santé*, Grasset-Mollat, 1998, p. 123 sq.

contagion, comprise intuitivement[1] : alors que « dans certaines maladies, ceux qui s'approchent tombent malades », on sait que « personne ne guérit par contact avec la santé ».

Or c'est de la nature de la santé que dépend le statut de la médecine : si la santé pouvait être obtenue avec certitude, la médecine ne serait plus un art mais une science : « l'art meurt de trop de science », en effet, puisqu'il tient son existence de la part de contingence qu'une science totale viendrait à coup sûr supprimer. Inversement, sans une connaissance suffisante de la nature, la médecine devrait s'en remettre à un empirisme qui renverrait à un état inférieur ou dégradé de la *technè*.

Du tête-à-tête avec le réel au discours médical

Ainsi la médecine est en même temps une *technè* fragile et une voie prometteuse d'accès au savoir. Platon la classe au plus bas degré dans la hiérarchie des arts et des sciences du *Philèbe* : elle agit *au jugé*, elle est, comme la musique, « un fort mélange d'imprécision où faible est la part de ce qui est bien assuré »[2]. Mais d'un autre côté elle est aux prises avec le changement, avec ce qui ne se laisse pas prévoir (modification des conditions de vie, revirement de l'état du malade). En tant que pratique, elle est aguerrie par son tête à tête avec le réel.

Elle est prête à affronter le devenir à travers l'édification du discours médical, installant une tension qui formera la trame de l'aventure médicale, entre le geste et la rationalité, entre le soin et le savoir. Ce continuel intervalle est celui des *Aphorismes*, cet ouvrage si paradoxal, « très utile à ceux dont les études sont perfectionnées et à ceux dont elles ne le sont pas encore » et fait de sentences « courtes mais le longue portée »[3], contraste des temporalités qu'on trouve aussi dans « la vie est courte, l'art est

---

[1] Aristote, *Problèmes*, VII, 4.

[2] Platon, *Philèbe*, 56 a-b. Voir en 55 d la connaissance divisée en deux parties « l'une relative aux métiers, l'autre à l'instruction et la culture ».

[3] Introduction de Ch. Daremberg aux *Aphorismes* dans l'édition des *Œuvres* d'Hippocrate chez Charpentier et Fortin - Masson, Paris, 1854.

long et l'occasion fugitive ». Les *Aphorismes* sont un relevé de données de l'expérience qui « fécondent l'entendement » et un moment irremplaçable et saisissant d'articulation entre la *praxis* et le *logos*[1], quand se révèle le *discours* médical.

[1] Sur la phase « antérieure à tout discours » de la clinique et du regard médical et le lien avec la perspective moderne, cf. A.- C. Masquelet, *Penser la relation de soin. Pour une approche clinique renouvelée*, Seli Arslan, Paris, 2011, pp. 57-83.

IV

Le discours : la médecine et le *logos*

Si elle a été d'abord une pratique, la médecine a commencé en tant que telle avec l'inscription de cette pratique dans ce que nous appelons ici le *discours médical* pour désigner la mise en place, dans l'immense champ des données que la *technè* a rassemblées par l'observation et par le soin, d'un ordre garanti par la raison. Il s'agissait de faire prévaloir l'idée très générale et en même temps très exigeante d'un ordre (*kosmos*), autant dans l'objet à connaître que dans la connaissance elle-même. Dans sa traduction du *Gorgias*, Léon Robin parlait, pour la décrire, de « l'importance capitale de l'ordre, de l'arrangement et de la proportion »[1]. Connaître est toujours *mettre en ordre* : savoir revient à installer un *kosmos* dans la diversité inorganisée, à constituer un *monde* à partir de la dispersion des choses. Ce principe *savoir c'est ordonner*[2], dont relève toute science, est énoncé plus loin : « l'excellence de chaque chose, d'un objet fabriqué, d'un corps, aussi bien que d'une âme, d'un vivant dans son ensemble, n'y apparaît pas *à l'aventure* mais en vertu d'un *ordre* ...»[3]. L'ordre exprime la rationalité : le *logos,*

---

[1] Platon, *Œuvres complètes*, Gallimard, Paris, 1950, vol. I, pp. 455-456, intertitre placé en 503 d. Jusqu'en 504 d, le texte met en avant la notion générale d'ordre et son application spécifique à différents objets selon des perspectives propres : l'ordre de la maison, l'ordre du corps (à propos de la médecine, car l'ordre du corps est manifesté par la santé), l'ordre de l'âme (qui s'exprime dans la loi de la cité). Socrate distingue bien *taxis*, l'ordre ou la disposition, et *kosmos*, l'harmonie ou la proportion. Une « bonne » maison est celle où règne « l'ordre », et « avec le désordre elle est sans valeur » (504 a).

[2] *Kosmos* est un terme hautement abstrait transmis par Pythagore, pour dire à la fois ordre, organisation et harmonie. Il indique la totalité, indépendamment de la dimension de ce qu'elle contient, comme on le voit avec macrocosme et microcosme, à la fois identiques et opposés (*mégas kosmos* et *mikros kosmos*).

[3] Platon, *Gorgias*, 506 d-e.

discours ou raison, est par excellence l'instrument avec lequel peut être appréhendé ou institué un *kosmos*[1]. Le *logos* s'oppose ainsi à la réalité parce qu'il est ce qui peut l'ordonner, soit en saisissant l'ordre qui est en elle, immanent et inapparent, soit en lui imposant un ordre qui la rendra intelligible. De ce qu'ont recueilli les observations et la pratique, le discours médical fait ainsi un catalogue : *kata-logon* désigne la liste, organisée *selon un logos*, des évènements du monde.

Le *logos* organisateur ou réorganisateur et source du savoir est tour à tour « un idéal, une attitude et une méthode »[2], trois fonctions qui correspondent à l'orientation de la recherche et de l'activité médicale plus encore qu'à son résultat. Le savoir des hippocratiques peut être une *science fausse* sans pour autant être une *fausse science*, pour reprendre la distinction que faisait Jean Rostand[3] en déchiffrant ce qu'il appelait « le message humain du savoir ». On ne peut appliquer au savoir médical antique des critères de rationalité issus du savoir moderne, ni lui faire le reproche d'ignorances que seul a pu lever son développement ultérieur mais qu'il aura lui-même préparé, fût-ce avec lenteur. Mirko Grmek racontait la stupéfaction qui avait été la sienne quand il avait appris, en commençant ses études de médecine, que la découverte de la circulation du sang par William Harvey ne remontait qu'à l'année 1628 : « ce n'est point la perspicacité du savant anglais qui m'a étonné », disait-il, « mais l'aveuglement de ses prédécesseurs. Comment pouvait-on ignorer un fait

---

[1] Sur le lien entre *kosmos* et *logos* dans la pensée antique, cf. Bernard Jolibert, *La pensée occidentale*, Ellipses, Paris, 2012, pp. 9-27. Sur l'équivalence entre la rationalité et l'ordre, cf. A. Virieux-Reymond, *op. cit.*, pp. 15-16. Une autre signification de *kosmos* renvoie à la *beauté* de l'ordre, d'où l'utilisation des *cosmétiques*, supposés rendre beau en apportant ou en soulignant un ordre.

[2] G.-G. Granger, *La raison*, PUF, Paris, 1962, p. 5. Voir aussi, pp. 9-13, les trois fonctions de la raison antique : pensée correcte opposée à la connaissance imparfaite ou illusoire, raison discursive (« discours intérieur de l'âme avec elle-même » dit Platon dans le *Sophiste*), réflexion (*dianoia*) tournée vers la prudence (*phronèsis* chez Aristote). Ces dimensions (et l'assimilation globale de l'irrationnel au mal) recoupent la démarche médicale antique par beaucoup d'aspects.

[3] Jean Rostand, *Science fausse et fausses sciences*, Gallimard, Paris, 1958.

aussi *évident* ? J'imaginais naïvement que si j'étais né dans le monde antique, j'aurais découvert sans difficulté que le sang circule dans les vaisseaux de l'homme et des animaux supérieurs »[1]. En réalité, contrairement à l'illusion que procure après coup la connaissance acquise, une pareille découverte relève d'une capacité d'invention qui n'est pas donnée mais qui est à forger préalablement. Des conditions complexes doivent être remplies pour que l'intelligence puisse s'en approcher, de sorte que l'erreur de jeunesse avouée par M. Grmek avec beaucoup d'humilité concerne à tout âge l'observateur non seulement de la médecine antique, mais de n'importe quelle médecine plus ancienne que celle dont il est le contemporain.

En sens inverse, la théorie médicale installée, résultat des découvertes accumulées, sera souvent, par la suite, un obstacle autant qu'un moteur. L'histoire de la médecine et du soin - et des sciences de référence - ne se ramène pas à une construction linéaire, à des avancées successives relevant d'un mécanisme d'addition conduisant au progrès. Elle est faite de déséquilibres et de rééquilibrages incessants, de crises méthodologiques ou techniques, de changements de rythme, de retards qui paraissent interminables et par moments de marches en avant imprévues, hardies et décisives. Elle connaît aussi des avancées interrompues qui reprennent leur mouvement plus tard, en trouvant leur place dans un cadre scientifique nouveau.

L'existence aventureuse des concepts : le temps des causes

L'avènement du discours médical hippocratique serait ainsi le premier temps de l'existence aventureuse des concepts, du parcours résolu vers la rationalité et de la recherche d'un savoir ultime et fondateur - en tant que tel inaccessible et indéfiniment en attente, comme dans toute science - qui sont et qui resteront au centre de l'histoire de la médecine.

---

[1] Mirko D. Grmek, *Le chaudron de Médée, l'expérimentation sur le vivant dans l'Antiquité*, *op. cit.*, pp. 20-21.

« L'expérience elle-même appelle à la raison »[1], remarque justement Louis Bourgey pour décrire le « double visage » des médecins de Cos, c'est-à-dire la démarche orientée de manière conjointe vers la réalité et la vérité, qui aboutit à la création de concepts - marque, instrument et condition de toute rationalité, car un concept est une captation et une organisation du réel par la raison. Le propre de l'hippocratisme aura d'ailleurs été de s'assurer, poussé il est vrai par la contestation incessante qu'il a subie et dont le traité *De l'Art* fait brillamment la réfutation[2], du caractère en quelque sorte vérifiable des concepts qu'il utilise. Avant tout autre, c'est le concept d'art lui-même qui est examiné, ses frontières avec le hasard (selon l'antithèse *technè-tuchè*) étant contrôlées avec grand soin dans une perspective épistémologique alors originale : l'*art* est la capacité de distinguer ce qui est droit, cohérent, conforme à la raison[3]. La remise en question critique des acquis est une attitude répandue à l'âge de Périclès[4] et le traité *De l'Art* dénonce les spécialistes de l'art paradoxal et contradictoire de mettre les arts en cause.

Au-delà du concept d'art, on s'aperçoit vite, à la lecture des textes du *Corpus,* quel qu'en soit le sujet, que la conceptualisation y tient une place essentielle et que la plupart du temps il s'agit d'une conceptualisation initiale. Les concepts de cause et d'effet, qui joueront un rôle fondamental dans l'histoire des sciences, ont une origine qui est en partie médicale, même si en pratique le faible niveau d'expérimentation de la médecine grecque ne lui a pas souvent permis de tirer les conséquences des principes qu'elle avait posés - ce qui du reste en fait paraître l'audace d'autant plus grande. Le traité de l'*Ancienne médecine,* particulièrement admiré par Littré comme tentative pour rendre la réalité intelligible, pose parfaitement la médecine comme un

---

[1] L. Bourgey, *op.cit* ., p. 193.

[2] *Art*, 2.

[3] Sur cette naissance de l'épistémologie dans la médecine, cf. M. Grmek, *Histoire de la pensée médicale en Occident*, *op. cit.*, p. 46 sq. Voir aussi, p. 48, l'importance de l'établissement des liens de *causalité*, soulignée dès l'origine par les traités des *Vents*, 1 et de l'*Art*, 11.

[4] Cf. sur cette question J. Jouanna, *Hippocrate, op. cit.,* p. 344 sq.

« art de déterminer la cause »[1] et il en retrace la phase initiale, avec la découverte de la recherche des causes[2], mais il peine à établir une vraie théorie des causes malgré une belle critique des thèses des novateurs, qui tentaient d'expliquer les maladies par des qualités, le chaud et le froid, le sec et l'humide, etc.[3]

Quoi qu'il en soit, les hippocratiques ont conçu d'une façon systématique le savoir médical comme un *savoir des causes*. D'emblée, la détermination de la cause a été posée comme une priorité, puisque l'appréhension de ce qui occasionne le mal et de ce qui peut agir en vue de la guérison fait toute la différence entre la *tuchè*, l'action livrée au hasard, et la *technè*, modèle de l'action maîtrisée et impliquant un savoir. La préoccupation des médecins a été de rationaliser d'abord les causes, qui étaient jusque-là surtout mythologiques ou anthropomorphiques. *Aitia* (la cause) a été dans son sens originel la faute, la culpabilité ou le blâme, donc le résultat de la responsabilité personnelle, avant de désigner la cause proprement dite, ce qui permet de *rendre compte* d'un fait, d'un phénomène ou d'un évènement[4].

Cette conception, étendue et généralisée à toute science, sera aussi celle de Platon[5], même si le contraire du savoir par les causes est le hasard (*tuchè*) pour les médecins, et l'expérience (*empeiria*) pour les philosophes. Cette mise en place de la causalité atteindra une sorte de sommet avec Aristote, en liaison avec la médecine. L'expérience « nous apprend seulement que la chose est, elle ne nous dit pas le pourquoi des choses », seul « l'art nous en révèle la cause », selon la distinction que pose la

---

[1] *Ancienne médecine*, c. 20, 147.

[2] *Id.*, c. 3 à c. 12.

[3] *Id.*, c. 13 à c. 19. Voir aussi c. 22 à 24 sur les *qualités* et les *configurations*.

[4] À l'époque classique, la notion de causalité va concerner tous les champs disciplinaires. Par exemple, isoler les causes est un élément essentiel du projet historique chez Thucydide (parenté évoquée dans *Ancienne médecine*, c. 5).

[5] Il n'y a pas de savoir sans connaissance des causes. La référence est faite à la médecine plusieurs fois et de façon explicite chez Platon, notamment dans le *Gorgias*, 500 e- 501 a, avec la comparaison entre la cuisine et la médecine, et dans le *Phèdre*, 271 b, où la médecine est prise pour modèle et la méthode dite d'Hippocrate mise en avant, à propos du « passage en revue » des causes de la persuasion en matière rhétorique.

Métaphysique[1]. C'est donc à la jonction du fait et de la cause qu'intervient la qualification du savoir. L'ambiguïté d'un savoir fondé sur l'expérience[2] est qu'il ne devient un savoir véritable que s'il correspond à un système de causes ou permet de l'établir ou de le confirmer.

La médecine deviendra, par la construction de la causalité[3], un paradigme du savoir aristotélicien - et de tout savoir. Dans l'empire des causes ainsi construit se profileront la décadence et la chute de l'empire des faits, car la médecine du visible n'a pour fondement qu'une médecine du caché, un monde supposé auquel la rattache le lien incertain et si fragile de l'analogie. La validité et l'efficacité de l'explication par la cause sont toujours proportionnelles à la rationalité du cadre général dans lequel s'inscrit ce lien causal. À l'époque d'Hippocrate, ce cadre est neuf et triomphant mais inachevé et perfectible, progressant à travers les difficultés qu'il rencontre, mais aussi à travers celles qu'il génère.

Ces difficultés très diverses, qui font suite au surgissement en tous points remarquable de l'idée de cause, alimentent des débats passionnés, des interrogations d'une rare pertinence et un effort d'analyse sans précédent. De nombreux textes traduisent un doute radical et un engagement absolu de la raison, dont le lecteur d'aujourd'hui voit tout ce qu'ils doivent non seulement au désir de vérité des médecins grecs, mais aussi à l'indisponibilité d'un système d'expérimentation fiable, pour longtemps en attente. Par exemple on ne manquera pas de ressentir, au-delà de la forme rhétorique et polémique, l'ardeur qui anime l'auteur de l'*Ancienne médecine*, par exemple quand il reprend l'examen de ce qu'il appelle « la nouvelle méthode », par laquelle certains

---

[1] Aristote, *Métaphysique*, 981 a.

[2] La même connaissance des causes qui qualifie la *technè* comme savoir par rapport à l'*empeiria* la disqualifie au contraire par rapport à la pleine rationalité, en quelque sorte, de l'*epistémè*.

[3] Cf. le texte de référence du livre II de la *Physique* (195 a) sur les causes et *Métaphysique*, 1044 a. Sur la connaissance des causes comme définissant la science et sur les questions épistémologiques associées, voir L. Bourgey, *op. cit.*, pp. 101-110.

« cherchent l'art d'après une hypothèse »[1]. Et cette hypothèse relève d'une spéculation sur la cause supposée, examinée ici dans toutes ses dimensions, jusqu'à ce que la démonstration soit faite de l'impasse à laquelle elle conduit : « que dirons-nous donc ? », clame le texte, qui s'achève sur une perplexité sans fond. On n'a trouvé en réalité, dans le cas exposé, qui tient à la diététique (troubles ressentis par un patient après ingestion de blé et d'aliments crus), ni la cause (le lien causal est-il entre le froid et la maladie ou entre le chaud et la guérison ?) ni le schéma causal (quelle qualité de base ôte-t-on au produit ingéré, ici le pain, au moment de sa fabrication ?).

La crise et l'opportunité : les termes du discours

L'analyse établit finalement les *limites* du système causal, le moment extrême où on ne peut plus distinguer *ce qui cause* de *ce qui est causé*. La cause est alors redéfinie comme étant une idée régulatrice, dont seul un usage rationnel permet d'établir un authentique lien causal. Le système de la causalité est d'une complexité redoutable qui doit être affrontée et qui le sera dans les chapitres suivants. On peut observer la manière dont le soin intervient comme élément de vérification et joue donc un rôle épistémologique : ici, il fait déceler les erreurs de parcours et signale, à propos de l'établissement du schéma de causalité, les systèmes « qui entraînent la médecine loin de la vraie route, *vers l'hypothèse* »[2]. On voit que même en l'absence d'un savoir assuré, l'examen critique de l'idée de cause peut être conduit à ses plus extrêmes limites, au nom d'une exigence conceptuelle nouvelle qui est celle du discours médical.

---

[1] *Ancienne médecine*, c. 13.

[2] *Ancienne médecine*, c. 15. Voir l'argument du *traitement impossible* : aucune qualité n'existant à l'état pur, la vérification ne peut se faire. D'autre part, le rejet de l'hypothèse est très présent dans la philosophie antique, non pas au premier sens où l'hypothèse est un fondement (étant ce qui est *dessous*, elle est ce *sur quoi* on construit) mais en un deuxième sens, presque opposé, où l'élimination des hypothèses permet d'accéder finalement aux principes (cf. par exemple la méthode dialectique de Platon, *République*, VII, 533 c).

La médecine en effet, la médecine de Cos plus précisément, va se constituer, comme le fait toute science naissante, en tant que système conceptuel, celui-ci étant le lieu où se *rencontrent,* en quelque sorte, les objets de l'expérience et l'ordonnancement de la raison. Les concepts ainsi créés auront souvent un destin plus large que celui pour lequel la médecine les avait inventés, telle la *crise*, née de la transformation qui marque les étapes de la maladie[1] et qui est devenue dans la modernité la structure de discontinuité la plus générale du monde - tout en gardant de son origine médicale l'idée de malaise, de trouble survenant dans le bon fonctionnement (du corps). La crise, dans sa forme parfaite, est la « résolution »[2] de la maladie, et la guérison se produit, le plus souvent, dans une crise unique et décisive[3]. Les crises sont accompagnées de signes spécifiques (*krisima*), tels que sueurs, saignements, flux divers, qui sont sujets à interprétation selon le mode et le moment de leur survenance. Elles « apparaissent certains jours et même à des jours certains »[4], cette existence selon le temps ouvrant la voie, à partir de la notion de jours *critiques*, à une problématique sans fin pendant toute l'Antiquité - Galien leur consacrera une abondante littérature[5] - et bien au-delà. Les fièvres, notamment, sont classées selon leur rythme et le tableau du traité *Épidémies* I montre toute la complexité de la question.

---

[1] Cf. *Affections*, c. 8 : « il y a crise dans les maladies quand elles augmentent, s'affaiblissent, se transforment en une autre maladie ou se terminent ».

[2] Cf. *Prénotions*, I : « la crise est une résolution de la maladie ». Le terme *krisis* renvoie au choix, à la décision, au jugement, au dénouement et donc tout particulièrement à la phase décisive d'une maladie.

[3] Il y a aussi des maladies caractérisées par des crises successives, citées dans *Epidémies* I par exemple.

[4] Jacky Pigeaud, *La crise*, Éditions Cécile Defaut, Nantes, 2006, p. 16.

[5] Cf. *Sur les crises* (*De crisibus*). Galien compile les données déjà anciennes et il en fait la synthèse. Il traite en détail des différents jours critiques, le 7ème royal, le 6ème trompeur, etc. Certains jours étaient plus critiques (le 7ème, le 14ème, le 21ème). La place du nombre 7 souligne l'origine pythagoricienne de ces thèses, qui correspondent néanmoins à des réalités constatables et encore utilisées en médecine (fièvres quartes, par exemple dans les accès paludéens revenant au bout de trois jours, ou fièvre continue et fièvre quotidienne). Des positions anti-hippocratiques ont contesté, en Grèce, la notion de jour critique.

La morbidité et la temporalité sont étroitement associées par la médecine antique, ce qui explique la forme mathématique de la prévision à partir du premier jour de la maladie[1]. La crise est évidemment au centre de ce système d'observation, d'interprétation et finalement de traitement, accompagnée des notions qui sont relatives aux mécanismes intermédiaires, conduisant d'une phase à une autre, comme la coction (*pépasmos*, transformation des humeurs avant leur élimination), le dépôt (*apostasis,* phase située juste avant ou juste après la phase aigüe)[2], la métastase (*métastasis*, déplacement d'un dépôt, spontané ou provoqué par le médecin), la récidive (*hypostrophé,* due à l'insuffisance de la coction et de la crise), le paroxysme (*paroxysmos*), période de plus grande intensité. Ces notions ne sont pas considérées par les médecins hippocratiques comme ayant une valeur absolue mais comme des réalités adaptables, comme des outils soumis à une vérification continue : le cadre conceptuel n'est pas rigide, il doit permettre d'organiser la réponse à la maladie et pour cela de savoir où et quand s'offre une prise sur le cours des choses.

La logique dans laquelle s'inscrivent ces concepts est, on le sait, celle d'une médecine humorale[3], où la maladie n'est pas une entité importante. En revanche, une autre notion, davantage tournée vers l'action du médecin, prend une place essentielle en liaison avec le complexe temporel dans lequel il intervient, c'est le *kairos,* qu'on traduit habituellement par le *moment opportun.* Plus qu'un moment, c'est une *valeur* qui restera pour longtemps au centre de la médecine et qu'Aristote définit, dans des termes

---

[1] Une liste précise des « jours critiques » se trouve dans *Epidémies* I et dans le *Pronostic*. Des indications importantes sont données aussi dans *Aphorismes* et *Ancienne médecine*. Une magnifique et célèbre description montrant l'effort hippocratique pour dégager des rythmes et régularités dans les maladies est dans *Épidémies*, I, 13. (« Philiscos habitait près du rempart ; il s'alita ; le premier jour, il eut une fièvre aigüe, sueur ; le deuxième jour, aggravation générale », puis le tableau journalier sur six jours et la conclusion « les paroxysmes sont aux jours pairs »).

[2] L'*apostasis* est une notion importante, très souvent invoquée, qui consiste en modifications du corps (gonflement, suppuration, écoulement d'humeur).

[3] Voir plus loin, p. 103 sq.

moraux en effet, comme « le bien dans le temps »[1]. Comme tant d'autres notions issues du discours médical, le *kairos*[2] a un champ d'application qui excède la médecine. Il implique aussi une capacité de rigueur dans l'analyse des situations, quel qu'en soit le domaine, médical, stratégique ou politique, et par nature il est ce qui provoque le renversement, le basculement vers une issue définitive, la vie ou la mort, la victoire ou la défaite. En tant que condition du geste réussi, le *kairos* est au point de rencontre de l'action et du temps, du savoir et de la circonstance[3]. Il essaime dans toutes les stratégies, il est au cœur de la conception, de la réalisation et de l'analyse du *bien faire*. D'un côté il est lié à la nature des choses, à la structure temporelle qui est incluse dans la circonstance, intégré secrètement au cours des évènements, de l'autre il n'existe - et la médecine le montre la première - que lorsque l'intelligence s'exerce sur lui, ne serait-ce que pour l'identifier et le mettre à profit. Il est au centre de l'art : aucune action véritable ne se fait par la simple application de règles, dit Platon[4], mais en décidant d'agir en fonction des contraintes du temps et du lieu, en se saisissant du *kairos*.

Il revient ainsi à la médecine antique d'avoir conceptualisé ce bien commun de toute action et en même temps de toute pensée de l'action (dont au premier chef l'action de soin), « ce point où l'action humaine vient rencontrer un processus naturel qui se développe au rythme de sa durée propre » : le geste médical ne s'accomplit pas dans un temps neutre sur lequel le savoir

---

[1] Aristote, *Éthique à Nicomaque*, 1096 a.
[2] *Kairos* est le mot utilisé dans le célèbre *Aphorisme* (I, 1) pour dire l'*occasion* (fugitive). Il désigne à l'origine l'à-propos, la convenance, chez Platon le point critique, et le plus souvent le *bon moment*, le moment *bien choisi*. La notion peut aussi concerner non pas le temps mais le lieu : il est, par exemple chez Thucydide, l'*endroit convenable*.
[2] Aristote, *Éthique à Nicomaque*, 1096 a.
[3] Cf. sur cette question Monique Trédé, *Kairos : l'à-propos et l'occasion. Le mot et la notion, d'Homère à la fin du IVe siècle avant J.-C.*, Klincksieck, Paris, 1992.
[4] Platon, *Le Politique*, 299 d- 300 a. Voir aussi la *République*, 370 b et 374 c, et l'idée que l'artisan ne doit pas quitter sa tâche sous peine de *laisser passer* le moment opportun.

aurait prise, mais dans « un temps agi », le temps de « l'opportunité à saisir »[1]. Il devient le modèle de toute la science du « moment fugitif où tout peut basculer dans un sens ou dans l'autre », de ce à quoi on devra, comme dit Jean-Pierre Vernant, « tout un pan de la rationalité grecque » en tant qu'elle ne vise pas « l'immuable et l'identique », mais au contraire « cherche à s'adapter à ce que le monde comporte de mouvant, d'indécis, d'exposé à de soudains renversements »[2]. De fait, les concepts médicaux alors mis en place ne sont pas seulement liés à la temporalité, ils sont institués dans un face à face inaugural avec le devenir[3].

À ce titre, la médecine va investir en pionnier le monde du changement, dans lequel la pensée antique voyait la réalité la plus irrationnelle et par conséquent la moins connaissable : le fonctionnement du *logos*, l'exercice de la raison, ne semble pas possible dans une réalité mouvante. Platon fait une place au changement, mais il la limite et il la confine au monde sensible, qui ne fait l'objet que d'une forme inférieure de connaissance.

---

[1] Cf. J.-P. Vernant, *Mythe et pensée chez les Grecs*, *Œuvres*, I, Seuil, Paris, 2007, p. 525.

[2] *Id*., t. II, pp. 2297-2298. J.-P. Vernant renvoie aux « ruses de l'intelligence », dont il traite par ailleurs (t. I, pp. 987- 1080).

[3] Par rapport au docile *Chronos*, « seigneur du rythme », *Kairos* est l'indomptable maître de l'instant propice et de l'invention subite ; il défait et il refait le monde dont *Chronos* est le gouverneur. À l'opposé du temps homogène, réglé sur l'antérieur et le postérieur, le *kairos* introduit une autre forme de temps, celle des exigences de l'action - et au premier chef de l'action médicale. Toute l'action thérapeutique s'inscrit en effet dans ce cadre, entre ordre et désordre, l'un et l'autre indispensables à la vie. On retrouve ici les deux conceptions qui ont fondé la philosophie du temps : d'un côté, le temps comme milieu stable, indéfini et universel, comme une sorte de contenant de tout ce qui arrive, d'un autre côté, le temps comme aventure, comme instance qui assure le devenir et qui donne son impulsion au changement.

Le culte exigeant du stable l'emporte, au contraire, dès qu'il s'agit de penser et de rechercher la vérité du monde et donc d'accéder à l'*intelligible.* Le changement trouvera une véritable existence dans la réflexion platonicienne tardive, comme si le plus difficile à penser avait été la *métabolè,* la transformation, le passage, la transition, l'entrecroisement de ce qui se maintient, de ce qui disparaît et de ce qui se crée - c'est-à-dire de ce qui est en permanence l'objet principal de la recherche des médecins[1].

Conceptualisation et problématisation : santé, maladie, nature

Paradoxalement, le travail de conceptualisation entrepris par la médecine ne porte pas prioritairement sur les deux notions-clés attendues, la maladie et la santé, mais sur le cadre plus vaste, et essentiel dans toute la pensée grecque, que constitue la *nature*.

Certes le mot santé est fréquemment utilisé dans les textes du *Corpus,* mais malgré cet abondant discours sur la santé, « le plus grand des biens[2]», dira Platon, la médecine hippocratique étudié les maladies beaucoup plus que la santé. Celle-ci était, par opposition aux circonstances déterminées et observables qui constituent la maladie, un état « naturel » dont on avait d'autant moins à rendre compte qu'il ne paraissait pas résulter d'un pro-

---

[1] La *métabolè* est une notion majeure de la médecine hippocratique, celle qui correspond au passage du normal au pathologique et vice-versa. Le traitement est l'apport d'un changement positif en réplique au changement néfaste de la maladie, car « si vous ne changez pas le mal, il augmente » (*Lieux dans l'homme*). Cf. l'analyse de détail dans *Régime des maladies aigües,* c. 9 (« les changements brusques apportent dommage et faiblesse »).

[2] Platon, *Gorgias*, 452 a. Platon reprend là l'opinion de tous les Grecs et de la médecine hippocratique. La santé, valeur suprême, est représentée par une déesse, Hygie, invoquée dans le *Serment d'Hippocrate*. Le mot grec pour la santé (*hygieia*) a une acception beaucoup plus large (la santé, mais aussi la guérison, la condition sanitaire etc.). Il en va de même pour *maladie* : malsain, maladie, malade, maladif sont jusqu'à Aristote des termes de sens très voisins, employés l'un pour l'autre. Sur *nosos,* la maladie, la souffrance, le fléau ou la démence, sont construits *nosèros*, insalubre, malsain, *nosôdès*, malade, maladif, *nosèmatikos*, maladif au sens où une constitution est maladive, ou simplement malade, au sens où la maladie est une situation vécue contraire à la santé.

cessus précis : la nature « trouve pour elle-même les voies et moyens » et « sans savoir, fait ce qui convient[1]». La santé est en outre une perfection supposée et l'idée d'une *natura mediatrix* va de pair avec une conception de la médecine comme savoir du pathologique beaucoup plus que du normal, dans un système où le déséquilibre des humeurs est la notion théorique centrale[2].

Le discours est centré sur la maladie, considérée comme une entité de référence. La maladie est « ce qui survient au corps », elle est une sorte d'invasion, selon une métaphore guerrière qui est courante dans la littérature hippocratique[3]. La santé en tant qu'harmonie est une valeur cosmique, elle est donc d'un autre ordre que la maladie[4]. Elle n'en est pas le contraire et même elle échappe, en un sens, à la médecine : seule en relève la maladie, ce fléau qui marque depuis toujours la condition humaine et qui est, selon la vision remontant au plus lointain passé de la Grèce, le signe de l'imperfection du monde, à la fois appelant la compassion et requérant le savoir et le soin[5]. La prééminence de la maladie existe dans tout savoir médical et n'est pas propre à la

---

[1] *Epidémies* VI, section 5. C'est en ce sens que la nature, dont l'action est conçue sur le modèle de l'art, est « le médecin des maladies ».

[2] Dans *Nature de l'homme*, la santé parfaite est la « juste proportion entre le sang, le phlegme, la bile jaune et la bile noire ». Cette proportion définit la santé, qui est prouvée par l'absence de souffrance. La souffrance résulte de la dysharmonie créée par une des humeurs et indique la maladie. La définition de la santé et celle de la maladie sont exactement l'envers l'une de l'autre. Platon ne s'écarte guère de ces conceptions, si ce n'est que le déséquilibre n'est plus pour lui celui des humeurs mais celui des quatre éléments (l'air, le feu, l'eau, la terre) et concerne aussi le couple formé par l'âme et le corps, dont la « disproportion » peut être une cause de maladie.

[3] Nous citons ici Platon, *Sophiste*, 228 a, mais la maladie est souvent décrite par les hippocratiques comme un être animé qui « attaque » le malade, qui le « dévore ». À noter que *symptôma* signifie l'accident, la malchance, par suite la manifestation de la maladie et finalement la maladie elle-même qui, en l'absence d'un savoir explicatif, se définit comme l'ensemble des symptômes.

[4] Sur l'harmonie universelle appliquée à la santé dans la médecine grecque, cf. W. Jaeger, *Paideia*, III, pp. 44-45. Au contraire, « toute formation morbide a de la ressemblance avec la nature des vivants », dit Platon (*Timée*, 89 b-c).

[5] Cf. par exemple Hésiode, *Les travaux et les jours*, v. 90-116, ou Théognis, *Élégies*, v. 720-730.

médecine antique, même si l'état embryonnaire du savoir biologique et l'ignorance des processus pathogènes ont contribué à en augmenter les effets. Dans la médecine moderne aussi, c'est la maladie qui s'impose comme évènement objectif, comme accident repérable, délimité et défini.

Les hippocratiques voient en elle un désordre, un déséquilibre à partir d'une modification du régime, d'un dérèglement de l'environnement ou d'une rupture de l'intégrité du corps, par exemple en cas de blessure[1]. La maladie commence par une *dyschronie*, c'est-à-dire une désadaptation au temps. Ainsi un équilibre humoral qui convenait bien à l'été, saison sèche, ne conviendra plus à l'automne, saison humide, de sorte qu'une maladie pourra survenir s'il est conservé - maladie transitoire si elle est seulement la marque du processus d'adaptation. Les maladies traduisent un désaccord entre le corps et le milieu, entre la partie et le tout, entre un tempérament et des conditions de vie. Elles ne sont ni l'effet d'agents pathogènes, ni la conséquence du dysfonctionnement d'un organe, cette notion n'étant pas connue, ni des espèces prédéfinies de pathologie auxquelles réagirait le patient[2].

Une conceptualisation originale est donc à l'œuvre et l'idée de *tableau clinique* est mise en application, mais la traduction en termes modernes est aléatoire voire impossible en raison de l'incompatibilité des systèmes nosologiques en présence[3]. La classification et la nomenclature hippocratiques des maladies se dispersent et s'alourdissent à l'infini faute d'une cohérence qui pourrait leur être conférée par un support physiologique un peu

---

[1] Comme pour la santé, le lexique révèle une série d'ambivalences entre ce qui est actif et ce qui est passif (nous disons encore « développer une maladie », expression où le malade est grammaticalement à la fois sujet et acteur).

[2] Chaque maladie est une *histoire* de la dyscrasie survenue, histoire qui elle-même est marquée par le rythme des jours critiques et des périodes décisives mais dépend surtout du cas singulier, formant une histoire inédite.

[3] Sur la « conceptualisation des évènements pathologiques », voir les indications de M. Grmek dans *Les maladies à l'aube de la civilisation occidentale*, *op. cit.*, pp. 12-17. Un diagnostic rétrospectif peut être tenté à partir du tableau clinique.

plus abouti. Ce sont tantôt des symptômes qui sont classés, et tantôt des parties du corps, sièges des organes lésés, tantôt encore des origines et des modes de diffusion, par exemple épidémique ou non.

Cette conceptualisation de la santé et de la maladie est donc inachevée, ce qui n'étonne pas s'agissant du tout premier effort en ce sens, mais elle prend place dans un mouvement plus vaste de problématisation de la nature. La médecine, qui est en Grèce un haut lieu de la connaissance de l'homme et de la nature, pratique une approche globale. Elle met en œuvre un sens de la totalité qu'illustre bien, par exemple, le traité *Air, eaux, lieux*[1]. Les hippocratiques enseignent que l'homme malade doit toujours être traité dans sa globalité (alimentation, environnement, climat, etc.) et que toute intervention de la médecine a pour cadre l'univers entier. Ils inventent, à partir de la généralisation ainsi pratiquée, la notion d'*eidos*, dont on sait la place qu'elle prendra dans la philosophie de Platon puis dans celle d'Aristote, mais qui a son origine dans la typologie médicale, empruntée à l'idée que chaque maladie a un caractère spécifique[2].

La médecine contribue aussi à la construction de l'idée de nature en ouvrant la réflexion sur la santé comme équilibre naturel et sur le traitement comme aide apportée à la nature. À l'inverse, la philosophie a apporté à la médecine son concours pour penser la nature, l'accès au savoir par l'expérience, l'idée d'un ordre du monde qui garantit la régularité des phénomènes. Elle a contribué, sans nul doute, au dépassement de la démarche empirique et en ce sens à la création de la médecine en tant que savoir. Ce savoir à son tour modifiera la pensée de la nature, sa

---

[1] La nécessité de saisir la nature comme un tout est analysée notamment, au début du traité, à travers les conseils donnés au médecin « arrivant dans une ville inconnue », II, 13. L'école hippocratique enseigne constamment que l'homme malade doit être traité dans sa globalité (alimentation, climat, environnement ...) et que la médecine intervient dans le cadre de l'univers.

[2] Le terme *eidos* est utilisé pour désigner le type d'une maladie et employé aussi dans cette acception par Thucydide, *La guerre du Péloponnèse*, II, 49. Il renferme l'idée de généralité, d'où idée, essence, forme, genre.

place et sa fonction dans l'univers intellectuel du temps et dans l'histoire de la science, car la référence médicale à la nature entraîne des modifications dans le concept lui-même et dans la problématique dont il participe[1].

On le voit dans l'évolution qui va se produire entre l'époque d'Hippocrate et celle d'Aristote, un peu après. Avec Aristote, la médecine aura intégré la notion de *défense* du corps, non plus simplement comme une forme de bienveillance de la nature qui favorise la guérison mais à travers un processus de résistance du sain au malsain qui expliquerait l'efficacité du traitement : « la vertu curative des remèdes provient d'une certaine activité de la partie demeurée saine de notre corps »[2]. Ainsi les médicaments induisent une manière différente de penser la relation de la médecine et de la nature. Selon les hippocratiques, en favorisant la guérison du malade, le médecin ne fait qu'*aider la nature* et c'est en réalité la nature qui est le véritable médecin[3]. Les progrès de la pharmacologie vont souligner que le médicament est lui-même un *produit de la nature*, à travers lequel la nature intervient et se manifeste. Le traitement n'est plus dicté par la seule imitation de la nature ou la tentative de compenser ses défaillances, il est partie intégrante de l'*action de la nature* elle-même, qui est désormais placée sous l'autorité du savoir[4].

Le terme *nature* peut encore avoir le triple sens, qui est le sien à l'origine, d'ensemble des choses existantes (les produits de l'activité des hommes étant mis à part), de constitution d'un être singulier et d'ordre régulier et rigoureux des phénomènes : autrement dit le tout, la nature intime et permanente d'un être, et l'organisation du monde. Souvent les traités hippocratiques qui font référence à la nature désignent ainsi la *constitution* du malade, un mixte formé par la naissance et par la croissance : ce

---

[1] Sur le développement de l'esprit scientifique à Cos, cf. la synthèse de René Taton, *La science antique et médiévale*, Paris, PUF., 1967, pp. 298-304.

[2] Aristote, *Éthique à Nicomaque*, 1154, 15-20.

[3] Cf. *Épidémies*, V, 314.

[4] Sur l'évolution de l'idée de nature depuis l'aphorisme d'Héraclite « la nature aime à se cacher », cf. Pierre Hadot, *Le voile d'Isis,* Gallimard, Paris, 2004, notamment le ch. 2 « De la *phusis* à la nature », pp. 39-61.

qui a été donné à la naissance plus ce qui a été acquis dans un processus de développement[1]. Par étapes le sens va évoluer vers un usage absolu[2], sans génitif, où *phusis* devient le fonctionnement des choses et le rapport de causalité qu'elles contiennent, le système de liaison entre les causes et les conséquences, « le processus par lequel les choses particulières naissent, croissent et meurent, et ont leur constitution propre en vertu de ce processus ». Pierre Hadot remarquait que « cette notion de constitution est moins un objet ou un domaine du réel qu'un programme méthodologique »[3].

La médecine s'empare aussi des « choses de la nature ». La réflexion est intense et abondante et les textes sont nombreux sur les eaux, les saisons, les phénomènes naturels, les données atmosphériques et géographiques[4]. La plupart des savants et des philosophes grecs sont très attentifs aux équilibres naturels et à la régularité du monde, et les médecins plus encore, qui pensent la régularité et l'équilibre du corps. Adaptation de l'équilibre des humeurs au milieu, la santé qui est à entretenir ou à rétablir est donc doublement une conformité à la nature : une première fois au sens de nature individuelle (car être en bonne santé, c'est

---

[1] Cf. l'étymologie de *phusis* : *phuo*, produire en parlant de la nature, c'est-à-dire naître, pousser, être naturellement de telle ou telle manière, et à la voix moyenne, *phuomai,* je crois, je nais. La nature se manifeste comme puissance créatrice. En revanche, l'idée de *nature de l'homme* fait débat dans les textes du *Corpus,* notamment celui qui porte ce titre. Une vive critique est adressée à ceux qui veulent que l'homme soit air, feu, etc., « ou toute autre substance dont la présence en l'homme n'est pas manifeste » (*Nature de l'homme*, c. 1).

[2] Cet usage absolu est celui de la nature dans l'« enquête sur la nature » dont parle Socrate dans *le Phédon*, 96 a. L'usage que les hippocratiques font de la notion de nature reste variable d'un texte à un autre, voire dans le même texte. Il s'agit le plus souvent de la façon d'être d'une chose, ou de la nature individuelle de chaque homme, mais pas de l'acception utilisée par les philosophes (ensemble des êtres), ce que Louis Bourgey interprète comme le signe d'« une réflexion médicale poursuivie en toute indépendance » (*op. cit.,* p. 258 n. 12).

[3] Pierre Hadot, *op. cit*., p. 43.

[4] Cf. par exemple, sur les saisons, *Air, eaux, lieux*, mais aussi *Aphorismes*, III, 1-13, *Régime Salutaire*, VI, 72-74, et les sept livres des *Épidémies.* Par nature, on peut entendre en un sens étendu le milieu social, avec les études de mœurs de la seconde partie d'*Air, eaux, lieux*.

être soi), une seconde au sens de système extérieur à soi, auquel on est étranger mais qu'il convient de prendre pour référence ou pour modèle.

Cette conception s'appuie sur la physique hippocratique, qui est centrée sur le rapport entre le tout et les parties, comme le dit la formule « dans la médecine, tout est un et un est tout »[1]. La pensée et l'action médicales sont un perpétuel aller-retour entre le tout et les parties et cette interdépendance exprime un déterminisme, puisqu'elle entraîne qu'il n'y a pas de hasard, pas de place pour une causalité de type magique. « L'hippocratisme est [...] déterministe » et en même temps « ce déterminisme n'est pas exprimable en termes de causalité abstraite (même cause, même effet) ». La partie tient lieu de tout et « si le médecin se conforme à la nature, c'est en se réglant sur son inconstance et sa diversité indéfinie, auxquelles il doit répondre par une mobilité similaire »[2]. En relation avec cette physique du fluctuant, la médecine intervient pour « remédier au statut naturel de l'homme, celui d'étranger dans le monde »[3].

Écoles de médecine, médecine d'école : le règne du discours

La médecine institue ainsi une rationalité généralisée où tout dépend de tout, une discursivité qui ne reconnaît aucun des trois grands principes de la logique - non-contradiction, identité et tiers exclu[4]. Et surtout elle tente de se constituer en science sans accepter l'*induction*, pourtant condition *sine qua non* de toute recherche scientifique. Elle n'établit et ne connaît donc aucune loi. D'une certaine manière, elle ignore l'universel et n'accède qu'au général ou au probable : les cas ne s'additionnent pas, ne se confirment pas les uns les autres, car il n'existe de l'un à l'autre que du différent et jamais tout-à-fait du même. Comme

---

[1] *Maladies* I, 1.
[2] Cf. sur cette question la synthèse de L. Ayache, *op. cit.*, pp. 111-114.
[3] *Id.*, p. 115.
[4] Cf. par exemple « tout est le même et non le même » (*Régime*), « les mêmes choses sont opposées à elles-mêmes » (*Des lieux dans l'homme*).

le dit d'une façon saisissante l'auteur de *Maladies* I, « le corps diffère du corps, l'âge de l'âge, la lésion de la lésion ».

De ce fait, la médecine est à la fois un immense savoir et un discours de la singularité, caractéristique qui crée les conditions d'un statut particulier de ce savoir et de son enseignement. Les écoles médicales grecques ont été des réalités spécifiques, elles ont substitué des personnalités collectives à des auteurs individuels. En fait, elles traduisent un engagement particulier pour la vérité qu'explicite l'*Ancienne médecine* : « il n'y a aura pas de connaissances claires sur la nature, si ce n'est à partir de l'art médical »[1]. Cet acte de foi dans une science en plein essor mais encore loin d'être faite est commun, par-delà des différences réelles, aux trois courants de la médecine de la Grèce : celui des théoriciens, celui du respect de l'empirisme et des « faits immédiatement donnés » (Cnide), enfin celui de l'interprétation la plus rationnelle de l'expérience (Cos)[2]. Si des écoles de médecine avaient existé avant Hippocrate, et notamment, à en croire Hérodote[3], à Crotone, en Italie du Sud, où avaient été formés des médecins réputés, il ne fait pas de doute que l'organisation d'un enseignement médical dans les cités, prenant le relai de la transmission de type familial des Asclépiades, a été la marque d'une intense promotion du discours médical, à mettre en parallèle avec celle de l'éthique par le *Serment d'Hippocrate*.

Le surgissement d'un savoir et d'un pouvoir nouveaux de la médecine dans un contexte politique et social particulier a rendu nécessaire une rigueur accrue sur deux plans : d'un côté l'*accès*

---

[1] *Ancienne médecine*, I, 572.

[2] On considère en général l'école de Cnide comme empiriste et tournée vers la prise en compte des symptômes (*Affections internes* et *Maladies* II) et l'école de Cos comme l'équilibre de l'expérience et de la raison, le siège de « l'esprit scientifique ». L'école de Sicile (Grande Grèce) serait plus « philosophique », expliquant le corps par analogie avec le *kosmos*. Les débats et controverses que ce type de classification a pu créer sont loin d'être clos et ils ne sont pas exempts de présupposés épistémologiques liés à la science moderne.

[3] Hérodote, *L'Enquête*, III, 131. Rien ne dit cependant que les écoles de Cnide et Cos n'aient pas existé à cette époque (6ème siècle av. J.-C.), mais Hérodote ne les mentionne pas.

à la profession, de l'autre le contrôle de son *exercice*[1].

Par école de médecine, on n'entend pas encore une secte, comme il en existera à l'époque hellénistique, mais plutôt, selon un modèle qui n'est pas si éloigné des écoles de philosophie, un regroupement de quelques dizaines de disciples accompagnant un maître. Il n'y a pas, dans une école, de système médical figé ni de doctrine mais plutôt un esprit de recherche en commun, de partage de connaissances, de questionnements et d'incertitudes. La nouveauté est, plus que le contenu transmis, le fait même de sa transmission. On connaît la mention en apparence un peu négligente et improvisée que Platon fait d'Hippocrate dans le *Protagoras* : elle vise, comme par hasard, non pas ses talents de praticien, mais son activité de professeur de médecine[2].

La connaissance du fonctionnement pédagogique des écoles demeure sans doute incertaine et incomplète, mais on ne peut douter ni du caractère vivant de l'enseignement dispensé, ni de la valeur et de l'ambition de la recherche conduite[3], ni de la pérennité des écoles elles-mêmes. On sait par exemple qu'il y eut un remarquable développement de l'école de Cos autour d'Hippocrate[4], avec l'accueil de la famille des Asclépiades de Cos puis l'ouverture à cette famille élargie et enfin au public en

---

[1] Sur le *Serment* et sa fonction et sur la dimension éthique de l'institution de la médecine en Grèce ancienne, voir plus loin, ch. IV, p. 107 sq. .

[2] Platon, *Protagoras*, 311 b-c. Cf. *supra*, p. 31.

[3] Cf. la description de Galien : « dans l'ancien temps, il ne manquait pas de débats entre ceux de Cos et de Cnide, qui essayaient de se dépasser par le nombre de leurs découvertes. Ceux-ci étaient les deux groupes des Asclépiades [...] mais les médecins qui habitaient en Italie (Philistion, Empédocle, Pausanias et leurs disciples) participaient aussi à cette compétition salutaire. Il y avait (donc) une rivalité entre trois écoles médicales fameuses. Les Coans comptaient parmi eux le plus grand nombre de médecins exceptionnels, ensuite les Cnidiens suivis par les Italiens. Ils s'efforçaient tous de pratiquer, d'amplifier et d'améliorer l'art d'Apollon et d'Esculape ».

[4] Cf. sur cette question J. Jouanna, *Hippocrate*, *op. cit.*, p. 80. Sur l'école de Cnide et son évolution, cf. du même auteur *Hippocrate, Pour une archéologie de l'école de Cnide*, Les Belles Lettres, Paris, 1974. La critique de l'empirisme cnidien par L. Bourgey, *op. cit.*, p. 50-56, met bien en évidence l'originalité de cette école, au-delà des reproches portant sur les « pratiques assez rudes » et sur une « insuffisance intellectuelle », qui est de toute façon très relative

général et, après le départ d'Hippocrate pour la Thessalie, avec la succession confiée à Polybe, gendre du maître, et les résultats obtenus par les enseignements hippocratiques qui seront constatés. Cette évaluation s'appuie sur la renommée acquise par les médecins formés par l'école plus que sur la qualité intrinsèque de la formation, plus difficile à appréhender.

Le discours médical hippocratique, objet de l'enseignement, est à la fois abondant si on considère les données qui en sont la matière et assez restreint en termes de théorie médicale. En effet il repose sur une science limitée par l'absence, dans l'anatomie et la physiologie, de modèle à usage universel. L'anatomie est en îlot, faite d'éléments d'inégale pertinence, d'inégale richesse et même d'inégale vérité : elle laisse place à l'individualité et admet des variations importantes d'un sujet à un autre, d'une manière qui peut surprendre l'observateur moderne. Les parties du corps sont conçues comme assurant sa solidarité ainsi que la communication entre des « circuits », dans le cadre d'une physiologie qui ignore les fonctions, donnant la réplique à une anatomie qui elle-même ignore, logiquement, les *organes*.

Le pouvoir de dénomination, qui est essentiel à l'anatomie et à sa vocation descriptive, n'a donc pas été exercé de manière scientifique : si les Grecs ont nommé le monde, en médecine comme ailleurs, la filiation du lexique anatomique et physiologique qui est arrivé jusqu'à nous relève le plus souvent de la seule étymologie, de l'histoire des vocables et non des notions. On comprend bien que la *phlébite* est une inflammation de la veine, mais *phlebs,* dans le vocabulaire hippocratique, peut être n'importe quel vaisseau, non seulement une veine ou une artère, mais tout aussi bien un conduit transportant d'autres fluides que le sang, par exemple la bile, le phlegme ou l'eau.

L'anatomie reflète et en même temps accrédite et renforce l'absence d'un schéma clair de fonctionnement de l'organisme. Le cheminement des vaisseaux n'est pas relié à une fonction et ne prend pas son sens dans les organes qu'il traverse ou dans les connexions qu'il établit. Commencer l'examen du malade par la tête, selon le précepte « *a capite ad calcem* », est une procédure jugée convenable et en quelque sorte *standardisée* plus qu'un geste inspiré par un savoir. Aucun organe ne joue de rôle prédominant comme le sera celui du cœur chez Aristote[1]. Les organes sont en *correspondance* et chacun a une *affinité* avec telle ou telle humeur : le foie avec la bile, la rate avec l'eau, le cœur avec le sang[2], mais hors de tout véritable schéma physiologique, car l'affinité supposée du cœur avec le sang n'a rien de commun avec celle que le foie peut avoir pour la bile, la circulation et la sécrétion étant des notions bien distinctes.

Le schéma n'est pas plus précis avec les fluides, dont la finalité n'est ni définie ni organisée : ils « nourrissent » les parties du corps, selon l'éternelle métaphore de la *coction*[3], par l'intermédiaire du sang en liaison avec le souffle. La totalité que forme le corps est traversée de conflits, de complémentarités, de concomitances et finalement de liens entre tout et tout, dans un système complexe où se mêlent des savoirs réellement issus de l'observation, des éléments théoriques dont la relation avec l'expérience est plus ou moins établie et de nombreux *a priori* d'origines diverses.

---

[1] Le schéma aristotélicien sera un modèle plus élaboré et fondé sur la relation entre les organes, de manière encore très incertaine : cf. dans Aristote, « De la vie et de la mort », *Petits traités d'histoire naturelle* (*Parva naturalia*), 480 a-b, le modèle du *soufflet* dans la description du mécanisme de la respiration et celui de l'*ébullition* dans le phénomène du pouls. Ces modèles ont deux fonctions, l'une qui est heuristique (fournir un cadre à l'investigation), l'autre qui est pédagogique (permettre une formulation du savoir ramenant l'inconnu au connu). L'univers du corps est donc peu à peu ramené, dans le droit fil de l'hippocratisme initial, à l'univers des choses. Par exemple, la vieillesse est conçue sur le modèle jugé proche de « l'érosion par les gouttes d'eau », parce que, comme elle, elle est un « processus imperceptible dont les résultats sont perceptibles » (Aristote, *Problèmes*, XI, 28).

[2] Cf. *Maladies* IV, XXXIII, 2.

[3] Ensuite, chez Aristote, la théorie de la chaleur innée expliquera les grandes fonctions du corps par les différents stades de la *coction* des aliments et le rôle éminent accordé au *pneuma*, une « vapeur cardiaque » aux multiples fonctions (transmission de l'impulsion aux muscles, de la perception vers le cœur, de l'âme à l'embryon, etc.). Ces thèses ne cesseront de poser aux héritiers et aux successeurs d'Aristote des problèmes insolubles, tout en servant de fondement à une médecine acceptée par tous les praticiens.

La théorie des humeurs ou l'avènement d'un modèle

Paradoxalement, c'est encore dans la théorie des humeurs, qui règnera ensuite sur des siècles de médecine et de biologie[1], qu'on perçoit le mieux la présence rassurante du *logos*. Malgré sa fausseté, qui d'ailleurs ne sera établie et proclamée qu'à la fin du 18ème siècle[2] - tant elle a rendu jusque-là de services au travail de l'esprit - elle est le résultat et la preuve d'une tentative radicale de la raison pour construire une physiologie. Elle n'est pas, au temps d'Hippocrate, dans la forme élaborée qu'elle aura chez Galien : quatre humeurs (le sang, le phlegme, la bile jaune, la bile noire), quatre qualités (le chaud, le froid, l'humide et le sec), quatre éléments (le feu, la terre, l'air et l'eau), et les quatre saisons. Le traité *Nature de l'homme* n'établit pas de relation avec les éléments, d'autres traités du *Corpus* ne s'accordent pas avec ce schéma, ajoutant le visqueux, l'amer, le doux ou le gras aux qualités, ou considérant l'eau comme une humeur.

La théorie des humeurs, à travers ses phases successives, a permis en tout cas de chercher l'intelligibilité des tensions entre les contraires dont dépend le fonctionnement de l'organisme. Sur l'échelle dont le phlegme et la bile sont les pôles opposés, la santé est un certain équilibre. Prédominante, la bile amaigrit et dessèche. Le phlegme abondant fait prendre de l'embonpoint.

---

[1] Ce système, enrichi par la synthèse aristotélicienne et perpétuellement auto-démontré, deviendra beaucoup plus tard un obstacle au développement de la science, parce que les questions de doctrine absorberont plus d'énergie que la recherche innovante et que les conceptions anatomiques et physiologiques qui le composent seront pour la science à venir de véritables handicaps. Aristote, qui est par tant de côtés un savant moderne, a apporté à la médecine un foisonnement de recherches et un édifice biologique riche et varié, avec les premiers pas de l'embryologie et de l'anatomie comparée. Cf., sur l'ensemble de cette question, *Aristote et la médecine, le fait et la cause*, *op. cit.*, notamment les pages 83 à 97.

[2] « Des savants comme Descartes et Gassendi croient encore à la bile et au phlegme », remarquait Antoine Thivel au début de son étude « Hippocrate et la théorie des humeurs », *Noésis,* n°1, p. 85 sq. De fait, Descartes conserve des savoirs qui seront bientôt dépassés, mais il a une conception ouverte et moderne de la médecine (cf. Vincent Aucante, *op. cit.*, pp. 428-429).

Chaque fois, l'inverse s'explique par la dominance du contraire, le juste milieu étant en tout la promesse du *bon* fonctionnement. Après de longs siècles de médecine humorale, des restes de ce qu'elle a conduit à penser sont encore présents et ils persistent dans le langage, attestant du poids qu'elle a eu[1]. Le système des contraires était très empirique, mais il n'en a pas moins été une tentative de conceptualisation et de rationalisation absolument remarquable, menée par des médecins à la recherche d'un processus d'abstraction qui faisait jusque-là défaut mais dont la langue pouvait nommer les éléments[2]. Pendant les quatre-vingts années d'écriture du *Corpus hippocratique*, la théorie humorale a été souvent modifiée, débattue, contestée, mais elle a permis de penser de mille manières le changement et la « consécution » sous toutes leurs formes, d'insérer de l'ordre, aussi risquée que soit l'entreprise, dans le monde rétif du devenir.

Le mouvement du phlegme dont le flux envahit le cerveau et y intercepte le *pneuma* est d'ailleurs l'explication donnée à l'épilepsie dans *Maladie sacrée,* et donc l'emblème de l'accès de la médecine à la rationalité, de l'abandon de l'interprétation magique et théologique des maladies. La maladie sacrée devient alors la maladie *dite sacrée*[3], dans une rupture épistémologique d'une immense portée. Le rationalisme hippocratique a été à l'œuvre, quoi qu'il en soit, dans cet immense édifice de la théorie humorale, moment essentiel de la médecine antique dans sa quête de cohérence, même si la doctrine des humeurs a été à

---

[1] Par exemple, *rhume de cerveau* remonte à l'idée que l' « humeur » s'écoule du cerveau (*rheuma*, l'écoulement). Les rhumatismes ne sont plus mais étaient conçus aussi comme des écoulements. On parle encore de *phlegmon* (présence d'une « humeur » qui est le pus) ou de *trouble de l'humeur*. Le *spleen* anglais évoque de son côté l'attaque de la rate (*splên*) par la bile noire, etc.

[2] Il n'y a pas d'*humeur* dans le monde homérique, notait A. Thivel, *op. cit*., p. 89, mais *kholos* (qui deviendra la bile) existe au sens de colère et de fiel et il y a en chaque homme deux âmes ou souffles (*psyché* et *thumos*). Les humeurs seraient des catégories de l'âme importées dans le corps pour le penser. Elles ont servi beaucoup à la psychologie, plus récemment, pour les *tempéraments*.

[3] Sur cette remarque de J. Jouanna, cf. *Hippocrate*, *op. cit.,* p. 260 et note 7 p. 606. La dénomination *dite sacrée* apparaît dans six traités d'origines diverses. Voir aussi pp. 261-297 l'étude des rapports du rationalisme et du divin.

plusieurs reprises, dans sa longue course, rattrapée par l'esprit de système, et si la représentation qu'elle a donnée du monde obscur du corps s'est fondée sur des créations de l'imagination[1]. Littré ne s'y était pas trompé : dans l'introduction au traité *Du médecin* qu'il avait rédigée pour son édition des *Œuvres* d'Hippocrate en 1861, il faisait observer que si l'anatomie hippocratique est « à l'état rudimentaire » et la physiologie limitée aux humeurs et à leurs modifications, la réflexion antique « ne pouvait se généraliser qu'à l'aide de ces éléments qui avaient assez de *réalité apparente* pour permettre quelque tentative de théorie »[2].

La théorie des humeurs aura donc été un guide utile dans le désordre des faits, une précieuse « première approximation de la raison humaine »[3]. À travers elle, la médecine grecque aura mis en œuvre un premier grand *modèle* scientifique, représentation simplifiée et idéale des phénomènes, permettant de construire, au prix d'un détour par l'imaginaire, la connaissance du réel. Ainsi, dans l'obscure clarté de l'expérience apportée par une patiente pratique s'est construit un *logos* étendu et dense. De cette invention - dont elle-même procède - l'*éthique* vient au même moment définir la vocation et l'exigence, dire la *règle.*

---

[1] Sur l'imaginaire dans la théorie des humeurs, cf. M. Grmek, *Histoire de la pensée médicale en Occident, op. cit.* pp. 56-57. Sans aucun doute la synthèse de Galien à l'époque romaine a été décisive dans l'influence de l'humorisme en Occident jusqu'à l'âge classique et même au-delà.

[2] Compte tenu de ce caractère *apparent* et de l'origine *imaginaire* des notions, Littré parle de *spéculation* à propos de la réflexion.

[3] A. Thivel, « Hippocrate et la théorie des humeurs », *op. cit.*, p. 108.

V

La règle ou l'invention de l'éthique

La construction d'une *technè* du soin dans laquelle le *savoir* dirige le *faire*, d'une part, et l'avènement d'un *discours* médical, un *logos* où s'ordonne une pensée discursive de la maladie, de la santé, de la nature et du corps, d'autre part, sont constitutives de ce qu'on appellera la médecine dès lors que s'installera d'un même mouvement le troisième élément essentiel de l'édifice, qui est la *régulation* de cette activité nouvelle.

La création d'une *règle* déterminant la manière dont le geste médical doit être pensé et accompli est une invention qui non seulement reconfigure et complète le domaine du soin - et vaut, en un sens, pour les autres - mais le bouleverse radicalement : pour la première fois, en Occident, est réalisée la transformation d'une *pratique* en une activité *professionnelle* authentique grâce à son inscription dans un espace qui n'est plus défini seulement par des objectifs et par des procédés, mais par des idéaux et des valeurs. Le *Serment d'Hippocrate* peut être tenu non seulement pour le premier moment mais pour l'acte fondateur de l'éthique médicale et même, au-delà, de l'éthique de toute activité quelle qu'elle soit.

Éthique médicale : discours antique et discours moderne

L'éthique médicale est la toute première des éthiques, en effet. Elle l'est, de toute évidence, d'un point de vue chronologique, car le *Serment* est l'impérissable modèle d'une forme, alors entièrement nouvelle, d'encadrement du savoir-faire, qui tout à la fois l'accrédite et le fait exister comme profession - et on sait que *professer* signifie à l'origine *prêter serment*, ainsi qu'en témoigne l'expression *profession de foi*. Ensuite l'éthique médicale est première pour d'autres raisons qui ne tiennent plus à ce rang dans l'ordre du temps mais aux enjeux de l'intervention du médecin et au champ dans lequel elle s'inscrit : la douleur, l'angoisse, la peur de la mort, le risque vital renvoient à des responsabilités éminentes qui touchent à la *personne* et qui excèdent donc de beaucoup la recherche de l'efficacité ou le respect d'une méthodologie qui dans d'autres domaines de l'action peuvent sembler suffisants.

De fait, l'éthique est un mode de pensée ou un système de référence qui est resté inséparable de la pratique de la médecine, dans laquelle elle a trouvé son origine et qu'elle a donc fini par symboliser. Évoquer *l'éthique,* dans quelque type d'activité que ce soit, c'est se parer d'une dignité qui a été d'abord le propre de l'activité médicale, c'est-à-dire une activité libre, autonome et autorégulée, liée au pouvoir de la science mais indépendante de tous les autres et tournée vers l'intérêt exclusif de ceux qui en bénéficient. On voit qu'il semble y avoir à présent autant d'éthiques ou plutôt, devrait-on dire, de déontologies, réelles ou prétendues, qu'il existe de corps de métiers[1]. Une prolifération normative, caractéristique de la modernité, déferle sous le nom d'éthique : pour les évènements du monde, il y a une *éthique des droits de l'homme*, pour les rapports sociaux une *éthique du vivre ensemble*, pour les médias une *éthique de la communication*, pour le cadre de vie une *éthique de l'environnement*, pour l'univers du profit une *éthique des affaires*. Ce qu'on a parfois appelé une poussée d'*éthisme* est sans doute une des caractéristiques de la modernité.

---

[1] Évoquer l'existence d'une éthique ou d'une déontologie fait partie du plus élémentaire discours publicitaire. En ce sens les termes *éthique* ou *déontologie* remplissent une fonction très souvent rhétorique. Parler de déontologie, c'est souvent faire la promotion de l'activité concernée et tenter de lui assurer un statut supérieur. C'est quelquefois s'affranchir de la justice commune en réservant à la *corporation* un pouvoir d'autodiscipline qui l'institue à la fois *juge et partie* et la met à l'abri du jugement commun. La régulation de la profession médicale par ses représentants plonge ses racines dans le statut de *technè* supérieure de la médecine en Grèce, dont il découle qu'il faut disposer *au moins* du même savoir et de la même compétence pour *juger* que pour *faire*.

Le terme d'*éthique,* en effet, suggère à la fois la modernité et l'antiquité. Il renvoie autant à l'origine lointaine du discours moral qu'à l'extrême actualité : dire *l'éthique*, c'est évoquer une généalogie, c'est remonter vers une dimension oubliée, presque « mettre à nu les structures de l'Occident »[1], mais c'est, aussi bien, désigner quelque chose qui est aujourd'hui omniprésent et triomphant[2]. Une fois de plus, l'héritage antique et son développement moderne se donnent l'un à l'autre un précieux éclairage.

Pourtant, il faut d'emblée distinguer la déontologie et la morale de l'éthique. La pratique médicale s'insère toujours dans un monde donné et dans sa morale : s'agissant du monde grec, il s'agit du système politique, social, économique qui s'appelle la *cité.* On sait que *morale* est construit sur *mores*, les mœurs, et que du point de vue étymologique *éthique* et *morale* désignent la même chose, formulée une fois en grec à partir de *éthos* et une autre fois en latin à partir de *mores.* Il s'agit dans les deux cas de construire une *vie bonne* à partir des modes de vie en commun[3] même si, après une lente évolution du lexique, *morale* finit par évoquer surtout la conservation d'un ordre établi alors qu'*éthique* est davantage porteur d'une dynamique de liberté.

La morale est ce que Paul Ricœur appelle le « royaume des normes », une région du permis et du défendu, un ensemble de principes auxquels nous nous sentons liés par un fort sentiment d'obligation. Elle est un discours normatif fondé sur l'opposition du bien et du mal et contenant les éléments qui permettent de répondre à la question « que dois-je faire ? ». Ainsi elle peut

---

[1] Pierre Legendre, *L'inestimable objet de la transgression, étude sur le principe généalogique en Occident*, Fayard, Paris, 1985, p. 13.

[2] Alain Badiou note dans *L'éthique, essai sur la conscience du mal*, Nous, Caen, 2003, p. 15 sq., que « ce mot d'*éthique*, qui sent si fort son grec ou son cours de philosophie, qui évoque Aristote (l'*Éthique à Nicomaque*, un best-seller fameux), est aujourd'hui sous les feux de la rampe » et que l'éthique, venue tout droit de l'Antiquité, est maintenant plébiscitée « sur le tard ». Elle fait un peu penser, en ce sens, à « une vieille fille résignée qui devient sans comprendre pourquoi la coqueluche d'un salon ».

[3] En grec *éthos*, d'où *éthikos*, *éthikè*, et en latin *mores,* d'où *moralis, moralia.* Cependant *morale* résonne à présent comme austère, davantage liée à l'idée d'obligation, et au contraire *éthique* semble plus attrayant et plus « tendance ».

se définir comme « tout ce qui, dans l'ordre du bien et du mal, se rapporte à des lois, des normes, des impératifs »[1].

Morale médicale, morale de la cité

La médecine hippocratique renvoie d'abord à la morale de la cité. Quantité de notations, dans le *Corpus*, forment une morale médicale ou tout au moins une morale du médecin, qu'on peut lire dans des traités de différentes époques, allant du 5ème siècle avant J.-C. aux périodes hellénistique et romaine. Le *Serment* est si monumental dans sa brièveté qu'il fait oublier, trop souvent, que les autres textes traitent assez constamment, avec plus ou moins de précision et d'originalité - mais toujours dans le souci de protéger la médecine - du comportement et de l'attitude du médecin.

Par exemple, *De l'Art*, daté du dernier quart du 5ème siècle, consacré à la démonstration de l'existence de la médecine en tant qu'art, insiste sur le savoir du médecin mais également sur le lien de ce savoir avec toutes les « qualités naturelles », les attitudes et les façons de faire sans lesquelles on « n'est médecin que de nom »[2] : le bon médecin agit sans précipitation, avec calme et douceur, d'une manière réfléchie. Cette question de la conduite du médecin, voire de son apparence[3] et même de son style, sera toujours l'objet d'une grande attention et on la retrouve, documentée et systématisée, dans quelques traités tardifs, ce qui montre bien la continuité de cette exigence morale aussi bien que technique.

---

[1] Sur l'éthique de Ricœur, cf. *Soi-même comme un autre*, éditions du Seuil, Paris, 1996, texte repris dans l'entrée « Éthique » du *Dictionnaire d'éthique et de philosophie morale* sous la direction de Monique Canto-Sperber, PUF, Paris, 2004, pp. 689-694.

[2] *Art*, c. 8 et 9.

[3] Sur l'apparence, cf. le célèbre premier paragraphe de *Du médecin* : « la règle est d'avoir une bonne couleur et de l'embonpoint, suivant ce que comporte sa nature, car le vulgaire s'imagine que ceux dont le corps n'est pas ainsi en bon état ne sauraient soigner convenablement les autres ». De telles indications se tiennent en limite de la morale et de l'art de la vente.

À l'époque hellénistique, le traité *Préceptes* fait un portrait du médecin idéal et il met en cause les médecins d'une qualité jugée médiocre, qu'il s'agisse de leur attitude envers les malades, de leurs honoraires ou des méthodes qu'ils utilisent[1]. La *Bienséance*, au 1er siècle après J.-C., donne, ainsi que l'annonce son titre, des conseils sur la « bonne tenue », sur l'exercice de la médecine dans un *esprit hippocratique*. De la même façon, *Du médecin,* un important traité daté de l'époque hellénistique ou du début de l'ère chrétienne, s'ouvre sur le portrait physique et moral du praticien idéal, présenté comme modèle. Après avoir expliqué sa sagesse, le texte recommande « que le médecin ait à son service une certaine *urbanité* »[2].

Ce n'est donc pas dans les indications du *Serment* que les médecins grecs ont trouvé d'abord les règles à respecter dans leurs gestes professionnels et leurs choix à caractère moral mais dans la nécessaire adaptation à leur profession des règles de la cité. Les écrits du *Corpus* témoignent de la formation et du poids de cette sagesse pratique de la médecine grecque, établie à partir de la morale commune. La morale médicale est d'abord le respect de la morale qui vaut pour tout citoyen mais revêt une importance plus grande encore pour celui qui a en charge et en responsabilité la santé et la vie d'autres hommes[3].

Cette bonne conduite du médecin est décrite par exemple dans *Du médecin*, *Bienséance* ou *Préceptes* : elle est conforme aux règles de la morale générale, elle s'inspire des vertus que la cité récompense. Ainsi de l'abnégation et du dévouement sans mesure, même dans les pires conditions : « le médecin voit des horreurs, il touche des choses répugnantes, et à l'occasion des malheurs d'autrui, c'est lui qui recueille le chagrin », lit-on dans le traité *Des vents*. Règle de justice aussi : être également utile à tout malade, qu'il soit riche ou pauvre, libre ou esclave, viser la perfection et l'équilibre dans la relation avec tous les malades :

---

[1] *Préceptes,* notamment c. 1-8.
[2] *Du médecin*, c. 1.
[3] Cf. dans *La loi,* 1, l'idée que de toute manière « dans les cités la profession médicale n'est soumise à aucune autre peine que celle de la déconsidération ».

Du médecin affirme que « dans toutes les relations sociales il faut être *juste*[1] ; les rapports du médecin avec ses malades ne sont pas de petits rapports, puisque les malades se soumettent à lui et qu'en présence de tout cela, il lui faut garder une complète maîtrise de soi ». Règle d'honnêteté, ensuite : dans *Préceptes*, l'honnêteté, c'est aussi de ne pas accepter de soigner quand on ne pense pas avoir pour le cas qui se présente toute la compétence voulue. Le médecin doit savoir demeurer un « enfant de l'art », car outrepasser sa compétence, dans une sorte d'*ubris* professionnel, c'est commettre une injustice et trahir le contrat tacite qui relie le praticien savant au malade confiant.

L'humilité est une autre vertu nécessaire au médecin[2]. Le traité *Épidémies* rappelle qu'il est le « serviteur de l'art » et non son maître. Il doit rester soucieux de vérité et exigeant. Il doit en appeler, si cela lui semble nécessaire, à d'autres que lui et savoir reconnaître ses échecs ou son inexpérience[3]. On n'en finirait pas de recueillir dans le *Corpus* les règles relatives à la conscience professionnelle, au « travail bien fait », au refus de la négligence, à l'affabilité, au désintéressement, à la retenue, et même à l'authenticité, puisque plusieurs textes déconseillent la « théâtralité » et les effets de mise en scène chez le médecin[4] : « se mettre en avant et se prodiguer excite le mépris, quand même ce serait utile », précise le traité *Du médecin*[5]. Une autre source de la réflexion morale du médecin a été, dans le cadre du débat d'idées qui a accompagné toutes ces avancées médicales, la philosophie. C'est en termes philosophiques que cette époque s'interroge, et nombre d'idées, notions et concepts franchissent

---

[1] Cf. *Préceptes*, 6, sur une certaine forme de justice sociale : « ne pas pousser trop loin l'âpreté et avoir égard à la fortune et aux ressources ».

[2] Cf. les recommandations de simplicité, par exemple dans les *Préceptes*, 12 : « vouloir faire une exposition devant la foule n'est pas un désir bien digne d'admiration ; du moins vous n'emploierez pas les témoignages poétiques, car cet effort laborieux indique l'impuissance ».

[3] Cf. par exemple *Préceptes*, 8, sur la venue d'autres médecins et ses règles.

[4] Le modèle proposé semble avoir été de plus en plus conforme aux idéaux du stoïcisme, le médecin se décrivant finalement dans des termes qui pourraient être (ou qui sont) empruntés à Cicéron, Épictète, Sénèque ou Marc-Aurèle.

[5] *Du médecin*, 1.

dans un sens ou dans l'autre la ligne de partage qui passe entre la médecine et la philosophie. Le médecin peut emprunter à la philosophie les idées de convenance, de proportion, de conduite appropriée, venues de Platon et d'Aristote, ou l'héritage de la pensée ionienne, à partir de Pythagore et de Xénophane, ou les résultats de la philosophie présocratique.

Ces contacts ont été favorisés par le fait qu'à l'instar d'Hippocrate, assez souvent les médecins étaient philosophes et les philosophes médecins. Alcméon, présenté comme philosophe par Aristote[1], est un médecin qui le premier avait défini la santé et la maladie. Empédocle est un philosophe pythagoricien, dont Galien parlera plus tard comme d'un médecin, et un rival des Asclépiades de Cos et de Cnide. Diogène d'Apollonie est philosophe mais il est également actif en biologie et en médecine. Hippon et Philolaos sont philosophes, médecins, et aussi grands représentants de théories médicales. Il n'est pas étonnant, dans ces conditions, que toute médecine ait été en même temps une philosophie et que la fonction de réflexion *morale* au sein du monde médical ait été déléguée à la philosophie - et le soit restée. Enfin, dans une telle période, la méthode et l'esprit de la réflexion sur soi-même transmise par Socrate à ses compatriotes a été sans aucun doute, pour les médecins grecs, membres d'une élite intellectuelle, un fascinant modèle.

Un humanisme et une morale altruiste sont posés par étapes, à mesure que s'invente la médecine elle-même, en tant qu'elle est par nature destinée au service d'autrui, ce qu'indique aussi la formule d'*Épidémies* « être utile ou du moins ne pas nuire »[2]. Cet axe fort est conservé en très bonne place dans le *Serment* : « j'utiliserai le régime pour l'utilité du malade »[3], dit l'article 3, le premier à traiter, après les invocations et les engagements du médecin, de l'attitude médicale proprement dite - et qui apparaît comme l'article des grands principes moraux, avec la mention « je m'écarterai de tout mal (*dèlèsei*) et de tout tort (*adikiè*) »,

---

[1] Aristote, *Métaphysique*, 986 a.
[2] *Épidémies*, I, 5.
[3] *Serment*, art. 3.

première éthique de l'altérité. Le principe du respect de l'autre est au fondement de cette morale médicale et il donne leur unité à toutes les règles de « bienveillance continue et attentive » dont les textes sont émaillés[1]. La préoccupation de pratique *humaine* est la marque, qui restera indélébile, de cette médecine antique, ce qui faisait dire à Littré que tout a été répété depuis lors mais « pas avec la même grandeur »[2]. Cette morale est née dans un monde dur et tragique, où la règle d'humanisme ne s'imposait pas si facilement. Dans un passage célèbre du *Politique*, Platon décrit par quelles horreurs devaient passer certains patients : les médecins « les maltraitent, les incisent, brûlent leurs chairs » et exigent du malade, en compensation, « des versements qui sont de vrais tributs » - nous dirions des honoraires disproportionnés. « Et pour finir [...] ils acceptent une rémunération des parents ou des ennemis du malade pour le faire périr »[3].

La morale, la déontologie, l'éthique

À aucun moment la morale médicale grecque, invitation à une sagesse pratique faite surtout de modération, d'honnêteté et de prudence, n'a réellement émis de prescription ni d'interdiction radicales, en dehors du *Serment,* qui est à tous égards un texte particulier, par lequel s'opère une rupture majeure et créatrice où l'éthique médicale trouve son origine absolue. Le *Serment d'Hippocrate* est en effet le moment du surgissement de l'éthique, sans qu'ait existé au préalable une véritable déontologie. Par rapport à la morale médicale, liée à la morale de la cité, le *Serment* énonce pour la première fois, malgré sa tonalité qui

---

[1] Cf. sur ce point L. Bourgey, *op. cit.*, p. 270 sq., et notamment la conclusion de l'ouvrage, sur la sagesse hippocratique. On remarque que l'humanisme de la médecine grecque est si bien établi que les signes contraires génèrent des problématiques complexes : ainsi du refus qu'aurait opposé Hippocrate à la demande qui lui était faite de soigner des ennemis (épisode dont la réalité a été contestée au nom des principes déontologiques de plusieurs textes du *Corpus*. Ceux-ci néanmoins ne mentionnent pas explicitement la situation de guerre).

[2] Littré, I, 478, 3-6.

[3] Platon, *Politique,* 298 a-b.

peut sembler d'abord déontologique, une *éthique*, c'est-à-dire une interpellation du système existant, une remise en cause, au nom d'idéaux jugés supérieurs, de la moralité admise. La plus importante invention du *Serment* est celle de valeurs au nom desquelles décisions, choix et conduites pourront être décidés au cas par cas nom de la raison. L'éthique médicale dont le *Serment* définit le principe est une éthique *totale*, qui s'appuie une philosophie de la vie et de la mort, les deux extrêmes entre lesquels la médecine établit son empire[1].

Texte fondamental, le *Serment d'Hippocrate* l'est comme modalité originale du *logos* : le serment (*horkos)* est la jonction de l'affirmation d'un certain contenu avec la prise à témoin de la divinité et avec la malédiction jetée par avance sur le parjure. Il n'évoque pas seulement une certaine voie du devoir, il est porteur d'éléments qui permettent l'édification de l'attitude éthique, aujourd'hui réactivée par les interrogations soulevées par les avancées de la biologie, par les nouveaux pouvoirs de la médecine et par les doutes nés au tragique 20ème siècle sur le bon usage de la science.

L'éthique du *Serment* est un moment décisif qui contraste nettement avec la morale du 5ème siècle et avec une déontologie médicale qui n'a pas existé en Grèce ancienne : *déontologie* est d'ailleurs un faux mot grec qu'on ne trouve pas dans le lexique du grec ancien, tout simplement parce qu'il n'existait pas et qu'il est une fabrication de circonstance, une création lexicale récente, cheval de Troie d'une moralité pseudo-antique, afin de désigner, selon une conception typiquement moderne, tout ce qui *a priori* doit ou ce qui ne doit pas être fait : il est construit sur *déon,* ce qu'il faut, ce qui convient, ou au contraire ce qu'il ne faut pas, ce qui ne convient pas. Cette idée d'un *logos* du *déon* est due à Jérémy Bentham, utilitariste et précurseur du libéralisme au 19ème siècle. Malgré son incontestable utilité, elle a contribué à entretenir l'illusion que déontologie et éthique ont la même origine et en quelque sorte le même âge, le même poids, la même signification. Or il n'en est rien, même si des

---

[1] Sur le *Serment* comme texte fondateur de l'éthique, voir ci-après, p. 122 sq.

textes anciens ont tout comme le *Serment* été présentés comme déontologiques, ce qui revient à les mettre sur le même plan que des *codes,* des traités d'*éthique-express* qui font l'économie du débat éthique, supposé déjà fait, et figent les valeurs en normes. En effet, il n'y a plus de démarche intrinsèquement éthique ni même morale dans ces codes, une fois qu'a été accompli le travail de formalisation des règles qui permet de fixer les rapports entre un professionnel et un usager ou entre une action et son principe, ainsi que le prix à payer en cas de transgression de ces règles. Certes, c'est sur des valeurs morales que reposent, dans ces codes, les obligations et interdictions qui sont faites aux professionnels : elles sont définies d'abord par référence à des idéaux d'honnêteté, d'honneur, de loyauté, de respect, etc.

Pourtant, ce n'est pas par ce fondement moral qu'une déontologie s'impose. La preuve en est que lui désobéir ne conduit pas principalement à éprouver un sentiment de culpabilité, un regret, un remords ou quelque autre trouble de la conscience, mais à être *sanctionné* par l'instance qui a ce pouvoir, c'est-à-dire à s'exposer à une désapprobation avant tout *sociale*. Les règles de la déontologie, qui sont de nature *juridique* plutôt que morale, exercent une fonction différente de celles de l'éthique et même une action contraire : alors que la démarche de l'éthique est réflexion, questionnement, usage critique de la raison, quand ce n'est pas subversion - la déontologie est porteuse d'un code fixe pour situations définies, d'un système de réponses arrêtées. Elle est une source *a priori* d'injonctions.

Une déontologie est une morale de nature *professionnelle* et par conséquent conditionnelle, particulière et prenant appui sur des valeurs qui, à la différence de l'universalité de la morale, sont à la mesure d'un métier, d'une activité et d'un contexte déterminés. Elle est une théorie des devoirs, tant positifs que négatifs, rassemblés dans un code spécialisé qui traite non des *principes* en tant que tels, mais du permis, qu'elle délimite, du prescrit, qu'elle recommande, et du défendu, qu'elle condamne et promet à une sanction. En pratique, une déontologie est un code de l'interdit et de l'obligatoire, les deux pôles qui dans le système de la modernité encadrent et enserrent la liberté, ne la tolérant que résiduelle[1].

Ici se précise la délimitation entre *déontologie* et *éthique* : quand il y a une incertitude sur les choix à faire pour obéir à des règles et respecter la déontologie, ou quand un *débat* s'engage, ou quand se fait jour une interrogation sur les valeurs et le devoir ou une réflexion sur la mise en œuvre de normes à portée universelle, on se trouve dans la sphère de l'éthique. Il existe certes des éthiques professionnelles, que leur objet particulier et leur caractère en quelque sorte *régional* font apparaître voisines de la déontologie, mais elles s'en distinguent radicalement par la *fonction critique* qui s'y exerce. Se demander au nom de valeurs qu'on juge supérieures si on doit se soumettre à telle ou telle prescription de la déontologie, c'est entrer dans l'éthique. Le passage d'un niveau à l'autre est constitutif de la dialectique sur laquelle se construit la vie morale, dont l'éthique seule peut assurer la conduite. Par exemple, la plus grande violation qui soit du « devoir de l'homme envers lui-même », dit Kant, est le mensonge. La véracité est un devoir absolu, qui peut s'appeler loyauté, droiture[2]. Nous sommes bien là dans le « royaume des normes ». En revanche, la jonction des normes et du réel fait apparaître opportune, dans certains cas, la dissimulation de la vérité, par exemple quand l'annonce d'un diagnostic médical sévère peut ajouter au mal, ce qui s'appelle chez Kant « mentir par humanité ». S'ouvre alors une interrogation *éthique*, où est recherchée, à partir d'idéaux acceptés, d'expériences antérieures et d'une analyse de la situation concrète, l'attitude à adopter.

Enfin, s'il existe dans un code des indications qui régissent les cas précis lesquels la vérité est due ou peut au contraire être

---

[1] Cette double orientation vers un contenu négatif et un contenu positif existe aussi dans le *Serment*, comme le souligne Jacques Jouanna dans « Le Serment d'Hippocrate : sa signification, dans l'enseignement et l'éthique médicale au passé et au présent », in *Athens Dialogues*, e-journal de l'Université Harvard. D'un côté des interdits : ne pas donner de poison, d'abortif, ne pas séduire, et de l'autre « ne pas perdre de vue l'idéal positif » (l'utilité des malades), mais il s'agit d'un idéal à poursuivre plus que d'une consigne à exécuter.

[2] Cf. Kant, *Métaphysique des mœurs,* II, « Doctrine de la vertu », 9, *Œuvres philosophiques*, Paris, Gallimard, 1986, t. III, p. 715 et suivantes.

dissimulée, on se trouve dans un système déontologique, dont seule la remise en cause ou bien le refus pourra relancer une démarche proprement éthique[1]. La déontologie est néanmoins nécessaire, dans la mesure où pour la plupart les situations qui se présentent ne nécessitent pas un débat éthique et relèvent du « code professionnel » comme guide ordinaire de l'action.

L'éthique est tout autre chose et même, à certains égards, elle est le contraire de la morale et de la déontologie : elle est un questionnement incessant, un « chemin vers la vie bonne » qui n'est jamais tracé d'avance, une réponse fractionnée, éparpillée et inquiète à la question *comment agir* ou *comment vivre* dans les situations singulières qui sont rencontrées. Par définition, les questions que pose l'éthique ne reçoivent pas de réponses qui seraient à tout jamais la vérité, qui seraient transférables et généralisables. Elles rebondiront dans d'autres situations tout aussi singulières[2]. L'éthique, dit encore Ricœur, vient « se briser en deux sur la morale », dont elle est à la fois l'*aval* et l'*amont*. Il y a d'un côté, en amont des normes, une éthique *antérieure*, celle qui s'intéresse aux fondements de l'action et qui s'interroge sur les notions et les principes de la morale, indépendamment de toute application actuelle, et il y a d'un autre côté, en aval des normes, une éthique *postérieure*, qui vise à insérer ces « normes dans des situations concrètes » et qui joue un rôle de « sagesse pratique » permettant de discerner « la droite règle (*orthos lo-*

---

[1] Sur le statut du code professionnel en médecine, cf. la préface de P. Ricœur au *Code de déontologie médicale* introduit et commenté par Louis René, Ed. du Seuil, Paris, 1996. L'auteur précise que ce code « est d'ordre réglementaire » (p. 41) et que ses « dispositions s'imposent aux médecins inscrits aux tableaux de l'ordre » (p 43), ce qui les situe hors du champ de l'éthique au sens strict du terme, une obligation ou une interdiction n'étant pas un questionnement (mais il y a une démarche éthique dans le commentaire : éthique antérieure ou référence à l'éthique postérieure).

[2] C'est en ce sens aussi que l'éthique n'est pas une sagesse. Sa fonction est la *mise en cause d'un pouvoir* et son interpellation au nom de valeurs qu'on juge à un instant donné supérieures. Elle repose sur l'idée que le possible ne s'identifie pas au souhaitable et qu'il existe une très grande différence entre *être en mesure de faire (ceci ou cela)* et *accepter d'en répondre*. L'éthique est un temps fort de la moralité et non sa caution essentiellement rhétorique.

gos) dans les circonstances difficiles de l'action », comme dit Aristote. S'interroger sur la valeur de la vie ou sur le sens de l'action de soigner, c'est de l'*éthique antérieure*, celle qui précède l'action, qui examine et met en cause *a priori* et hors de toute urgence, telle ou telle notion empruntée au *royaume des normes*. À l'inverse, se demander, par exemple, s'il faut prolonger la vie dans telle circonstance précise ou bien quelle est la bonne attitude, diagnostique et thérapeutique, dans telle situation particulière, avec tels acteurs et avec tels moyens, c'est de l'*éthique postérieure*, où l'interrogation porte non plus sur les normes et les principes mais sur l'usage qui peut et doit en être fait *hic et nunc*. Ainsi l'éthique se trouve toujours, d'une façon ou d'une autre, à la jonction des principes et du réel. Elle est l'articulation entre le système des valeurs et les données particulières, entre l'idéal et le réel. L'éthique et la déontologie, que l'on confond souvent, parfois à dessein, sont en un certain sens des *contraires* qui ont leur place l'un en face de l'autre, dans le même type de rapport que l'éthique et la morale.

Engagement professionnel et engagement personnel

La pire erreur de lecture qui pourrait être commise à propos du *Serment* serait donc de ne porter attention qu'à son contenu en oubliant qu'il est d'abord un *serment* par lequel le médecin qui le prononce s'engage devant les dieux. *Prêter serment* a été, en Grèce, un acte extrêmement fort, contrairement à l'idée affaiblie que la modernité, par contraste, se fait de l'acte de *promettre*, qui consiste surtout, à l'ère du marketing, à *faire miroiter*[1].

On a souvent retenu du *Serment* sa dimension d'engagement professionnel, qui a permis de le conserver en tant que rite de passage, bien que le code auquel est soumis le médecin qui le prononce aujourd'hui soit le *Code de déontologie médicale* qui est inséré dans le *Code de la santé publique*[2] - et nous savons ce

---

[1] Cf. par exemple dans la publicité le thème d'une « marque » qui *s'engage*, avec emploi absolu du verbe, donc sans dire *à quoi*.

[2] Section I du chapitre VII, « Déontologie ».

qui sépare la déontologie de l'éthique[1]. Cependant la médecine antique n'était pas réglementée et le serment antique n'était pas seulement professionnel mais également *personnel.* Il engageait complètement la personne et celui qui le prêtait acceptait de lui lier son existence.

Le lien créé avec la divinité invoquée dans le *Serment* est si fort que le seul fait de jurer authentifie par avance la qualité éthique ou épistémologique de ce que produira ensuite l'activité de celui qui a juré[2]. On sait par la loi de Gortyne, étudiée par Michel Foucault, qu'à un certain stade de la justice, en Grèce, le fait de jurer, pour les justiciables mais aussi, plus curieusement, pour le juge lui-même, ne garantit pas seulement qu'on *dit* la vérité, mais *constitue* la vérité même[3]. Le neuvième et dernier article du *Serment* déclare explicitement : « si j'accomplis ce serment jusqu'au bout, qu'il me soit donné de jouir d'une vie et d'un art de bonne réputation auprès de tous les hommes, et pour toujours. Si je m'en écarte et me parjure, qu'il me soit donné tout le contraire ».

Ce ne sont évidemment pas des paroles de pure forme, ce n'est pas une simple promesse conformiste et soumise. Bien au contraire, le prononcé du serment crée un véritable lien entre l'humanité et la divinité, un rapport qui est de nature presque *mystique.* Ce neuvième article renvoie en effet au premier, où les divinités invoquées ne l'étaient pas d'une façon mécanique comme dans une litanie : « Je jure par Apollon Médecin, par Asclépios, par Hygie et Panacée, par tous les dieux et toutes les déesses, d'accomplir jusqu'au bout ce serment (*horkos*) et ce

---

[1] En pratique, dans les Facultés qui ont maintenu une prestation de serment, les nouveaux médecins déclarent accepter par avance de se conformer à une sorte de *bonne conduite* au regard des lois et des règlements qui régissent la société, la cité et la médecine. Sur les formes modernes du *Serment*, voir les annexes de la thèse de Christophe Allix, *Pérennité et actualité du Serment d'Hippocrate*, Paris, 1993.

[2] Cf. les analyses de G. Agamben dans *Le sacrement du langage, archéologie du serment* Paris, Vrin, 2009.

[3] M. Foucault, *Leçons sur la volonté de savoir,* Gallimard, Seuil, Paris, 2011, 87 sq.

contrat écrit (*xugrapphèn*), selon mon pouvoir et ma faculté de juger ». Les termes utilisés sont forts : « pouvoir » (*dunamis*, la puissance, en fait celle du savoir médical) et « faculté de juger » (*krisis*, le jugement au sens de choix et de décision, moments dont le texte veut manifestement souligner l'importance dans la pratique médicale).

D'autre part, celui qui prête ce serment coïncide, en quelque sorte, avec les dieux qu'il a d'abord invoqués. D'où l'intérêt de l'appel *à tous les dieux* (*theous pantas*) de l'article 1, intervenant comme un renforcement absolu, compte tenu du passage des dieux désignés nominativement juste avant à une espèce d'universalité divine. On trouve aussi dans le texte un autre renforcement, relatif celui-là, du serment oral (*horkos*) par une signature au bas d'un écrit (*xugrapphèn*). Apollon est cité en tant que fils de Zeus et surtout père d'Asclépios, car c'est ce en quoi il est médecin, en plus de son art de la divination exploité à Delphes et de sa qualité éminente d'*alexikakos*, « celui qui éloigne le mal ». Au début du *Serment*, Asclépios est invoqué comme héros d'une médecine puissante capable de condamner et de sauver[1]. Il avait eu quatre enfants, tous rendus illustres par leur lien avec la médecine : deux filles, citées dans l'article 1 du *Serment*, Hygie, déesse de la santé, et Panacée, *celle qui guérit tout*, et deux fils médecins, Machaon, mort en service à la guerre de Troie, et Podalire, ancêtre de la famille d'Hippocrate. Tout médecin qui a prêté le *Serment* rejoint cette descendance des Asclépiades de façon symbolique : son adhésion, pleine et entière, va bien au-delà d'un simple engagement professionnel.

Cela ne signifie pas que les médecins de l'Antiquité en aient été rendus parfaits, pas plus que l'inflation du discours éthique d'aujourd'hui ne garantit la perfection morale de ceux qui le tiennent. On sait par les écrits du *Corpus* à quelles erreurs, à quelles fautes, à quelles perversions même la médecine grecque

---

[1] Asclépios est né par une césarienne mythologique, en réalité *post-mortem*, puisque c'est la seule césarienne alors connue, malgré la légende liée à la naissance de César (*Caesar* est le surnom hérité par César d'un ancêtre né par une incision, *caedere* signifiant inciser).

a eu à faire face[1]. On connaît de nombreux exemples d'actes médicaux contraires aux dispositions du *Serment*, comme des avortements de « convenance », non justifiés par des raisons médicales. Ainsi le traité *De la nature de l'enfant* dénonce un médecin[2] qui avait assisté une courtisane dans une tentative d'avortement faite parce que la poursuite de la grossesse aurait pu constituer une gêne pour son activité.

***La vraie nature du* Serment d'Hippocrate**

D'autre part, même si les neuf articles du *Serment* expriment formellement des positivités (adhésion, promesse, engagement), le texte institue en réalité un questionnement de nature éthique. Car l'éthique ne se réduit jamais à un système de *prescriptions* décidées d'avance et entièrement codifiées - et c'est justement là que se trouve sa frontière avec la déontologie.

En effet, c'est en tant que *technè*, en tant qu'art, c'est-à-dire savoir-faire et non pas savoir total, que la médecine grecque a pu générer une éthique, car une *technè* suppose des ajustements au réel, et par conséquent des délibérations, par opposition au système déductif, donc sans délibérations, que serait la science, le niveau supérieur du savoir, que les Grecs nomment *épistémè.* Les progrès de la médecine, si considérables qu'ils aient pu être depuis les origines, n'enlèvent rien, et on devrait même dire ajoutent, à la nature conjecturale et aventureuse de tout art du soin. Sur le plan *moral*, et non pas technique, bien entendu, la médecine moderne n'est nullement plus sûre que la médecine

---

[1] *Préceptes* comporte une liste des différentes formes de charlatanisme qui avaient cours (c. 7). De nombreux textes mentionnent aussi la cupidité légendaire de certains médecins. Un autre signe indirect est que Soranos d'Ephèse, gynécologue grec de Rome, admirable par son humanité comme en témoigne le traité *Maladies des femmes*, utilise à propos d'Hippocrate *aphilarguros*, mot qui signifie « celui qui n'aime pas l'argent », à l'évidence pour souligner le caractère rare, et pour cette raison d'autant plus exemplaire, du désintéressement. L'ignorance de certains médecins est également critiquée en tant qu'elle est l'ignorance impardonnable d'un homme de savoir.

[2] c. 13.

antique. Au contraire elle l'est moins, parce que toute extension du pouvoir de la science apporte avec elle des risques nouveaux et engage une responsabilité accrue : le besoin d'*éthique* vient de ce que tout ce qui est possible ne gagne pas à devenir réel[1].

Le *Serment* est un moment de philosophie pythagoricienne. Son énoncé est caractéristique : il comporte, dans le texte grec, neuf articles appariés entre eux, selon le procédé stylistique dit « des anneaux imbriqués », qui est une tradition remontant à Pythagore lui-même[2]. *Anneaux imbriqués* signifie que l'article 9, le dernier, est à mettre en parallèle avec l'article 1, que le 8 est symétrique du 2, le 7 du 3, et ainsi de suite, l'article 5, en position centrale et donc sans symétrique, représentant l'apogée du texte et en exprimant ce qu'on appellera très justement la *quintessence*. Il dit ceci : « Purs et saints je conserverai ma vie et mon art », ce qui est le point suprême, l'*akmè* (le sommet) de la pensée éthique des hippocratiques, avec l'invocation des valeurs de pureté (*hagnos*) et de sainteté (*hosios*) et de leurs deux grands champs d'application, la vie (*bios*) et l'art (*technè*). On voit qu'on se trouve alors dans des normes et des principes

---

[1] Le système *juridique* est un élément constitutif du code déontologique qui tend aujourd'hui à se substituer à l'éthique. Le droit qui s'exprime dans la règlementation et dans les codes forme *un mode de régulation de la médecine moderne*, à travers un appareil juridique et un système explicite d'interdits et de sanctions. C'est, si paradoxal que cela puisse paraître, autant de terrain perdu par l'éthique, qui repose non sur les règles du droit et le discours impératif de la législation, mais sur la délibération d'un agent moral en fonction de normes générales. La différence est essentielle pour au moins deux raisons. L'une tient aux terrains d'assiette, non superposables, de la règlementation et de l'éthique. Ainsi, aucune loi ne nous oblige à nous montrer attentifs à notre prochain et aucune loi ne nous interdit d'être infidèle à nos amis ou de les trahir. Ignorer la souffrance des autres et trahir un ami sont des attitudes inacceptables mais elles sont *légales*. La seconde raison est que du fait même de l'objet sur lequel elle s'exerce, l'éthique ne peut relever que pour partie de l'application de règles générales, préétablies et indépendantes de la réflexion du moment sur ce que la situation a d'irréductiblement singulier. C'est vrai de l'éthique médicale plus encore que de toute autre, et soigner nécessite, dans un univers incertain et changeant, une pratique de la décision à travers ce que Kant appelle des *jugements réfléchissants*.

[2] Voir plus loin, p. 144, le texte du *Serment* selon cette présentation.

et non pas dans un système de consignes. Le mot *pharmakon* occupe une place éminente : les lettres qui le composent sont juste au milieu de l'ensemble de 1333 lettres qui forme le texte du *Serment*, à cheval en quelque sorte sur la 666ème lettre - et on sait que *pharmakon* signifie aussi bien remède que poison, donc vie ou mort, à prendre non pas comme des contraires absolus mais comme les orientations opposées d'une même action, les extrémités d'un seul et même axe[1].

Certes, le *Serment* énonce, comme un code de déontologie, les comportements convenables du médecin et les interdictions qui s'imposent à lui. Il précise les aspects contractuels de son entrée en fonction et ses devoirs envers ses pairs (*horkisménois,* « frères de Serment » qui succèdent aux « frères de sang »[2]). La principale fonction du *Serment* a en effet été de protéger, avec la médecine elle-même, les familles détentrices du savoir médical, dans l'objectif apparemment contradictoire de diffuser ce savoir tout le conservant, comme on pourrait le faire pour un secret à l'intérieur d'un cercle d'initiés.

L'article 2 fixe les obligations envers la confrérie ainsi que les contreparties qui sont dues par l'impétrant pour la formation qu'il a reçue. Les suivants traitent de la pratique médicale et arrêtent un certain nombre de règles relatives à la conduite du praticien, en matière de chasteté et de secret (par exemple « pas d'œuvres amoureuses sur le corps des femmes, des hommes libres et des esclaves », article 7, et « secret sur ce qui est vu et entendu au domicile du malade », article 8). Il s'interdira toute entreprise de séduction et ce n'est pas une simple question de *moralité*, mais le principe éthique d'un total désinvestissement du corps de l'autre comme objet de désir : le corps est institué, dans la profession médicale, comme objet de la pratique de soin et objet de discours scientifique et technique.

À travers la visite du médecin au domicile du patient, c'est en somme la médecine elle-même qui rencontre la cité dans sa

---

[1] Le *phi* de *pharmakon* est la 666ème lettre du *Serment* et ainsi placé il symbolise le point de bascule entre remède et poison, vie et mort.

[2] Cf. sur ce point L. Lacam, *Le Serment d'Hippocrate*, Lacour, Nîmes, 1999.

dimension intime. Se déclinent alors, à travers le lien créé entre le médecin et le patient, l'innocence et la pureté dont l'article 5 avait fait des fins ultimes. Il faut remarquer comment cet article 5, expression de la *quintessence*, ne porte pas sur des comportements ou sur des conduites mais exclusivement sur des *valeurs* que le médecin doit viser autant dans son existence (*bios*) que dans son art (*technè*).

En réalité, aucun des neuf articles n'est vraiment réductible à son contenu déontologique. Par exemple, l'article 3 en appelle au refus de « tout mal et de toute injustice » (*dèlèsei*, avec l'idée de causer un dommage, et *adikiè*) : il ne s'agit pas d'une consigne, nous l'avons vu, mais d'un précepte, exactement de la même façon qu'à l'article 4, la prescription de poisons ou de dispositifs de contraception (*pesson phtorion*) et l'aide à l'interruption de la vie ne sont pas condamnés comme gestes prohibés mais en tant qu'ils sont incompatibles avec le principe moral du respect de la vie. Il s'agit par conséquent, là encore, d'un choix éthique et d'une direction à suivre beaucoup plus que d'une règlementation à proprement parler[1].

De la même façon, la mention du régime (*diatèmasi*), également à l'article 3, renvoie à un concept essentiel de la philosophie pythagoricienne de la vie et non pas à une indication pratique. Même l'article 6, qui ressemble, au premier abord, à une consigne digne de figurer dans un code en disant : « je ne pratiquerai pas l'opération de la taille, je la laisserai aux gens qui s'en occupent », ce qui revient en pratique à interdire l'opération de la lithiase, n'est pas un simple interdit mais un énoncé de nature éthique qui signifie qu'un médecin digne de ce nom ne peut recourir à une pratique dangereuse et même, compte tenu des techniques de l'époque, tout à fait barbare. Il exprime ainsi une conception *humaniste* de la médecine : il faut éviter autant que possible les souffrances les plus grandes quand elles ne correspondent pas à un espoir raisonnable de guérison - et en

[1] Il est notoire que les médecins grecs ne condamnaient pas tous l'avortement, mais en déploraient parfois l'aspect impur et en redoutaient les complications possibles et la violence ou la brutalité, tout en le pratiquant à l'occasion.

l'occurrence, cette opération était en effet très souvent fatale[1]. Un parallèle peut être fait avec l'interdiction pour le médecin de pratiquer l'avortement, qui dissimule sans doute un transfert de ce type d'acte aux sages-femmes et vise à préserver la dignité de la médecine, ce dont témoigne probablement un passage du *Théétète* de Platon[2].

Le *Serment* énonce préceptes et consignes, interdits et obligations, mais il ouvre surtout un *espace éthique*, équivalent de l'espace politique. Cet espace nouveau, déclinaison privée et intime de l'espace de la cité, s'organise lui aussi autour d'une liberté : le *Serment* pose que c'est de la conscience de chaque praticien aux prises avec la complexité du réel que relèveront désormais les choix raisonnés par lesquels se définit l'exercice éclairé et juste de l'art médical[3]. C'est donc, dans chaque cas, à la totalité du savoir, du savoir-faire, de l'expérience acquise, des idéaux du « royaume des normes » et de la philosophie que le médecin aura à se référer, et non à des règles fixes fondées sur l'état momentané de la médecine.

---

[1] On ne sait pas exactement en réalité comment cet article doit être compris, d'autres opérations tout aussi risquées n'étant pas proscrites par la tradition hippocratique. Il est possible que cette partie de texte ait été ajoutée tardivement et même que son authenticité soit incertaine. À moins de lire « je ne pratiquerai pas la castration », comme le suggérait Littré. C'est aussi l'interprétation de Gomperz, appuyée sur l'utilisation de *temno* au sens d'*émasculer*. Un exposé concluant dans ce sens avait été fait en 1873 par le Dr René Briau, bibliothécaire de l'Académie de Médecine. Il a été reproduit par Hachette Livre et la BnF. L'auteur dit avoir reconnu dans ce précepte « le sentiment de dignité vivement accusé dans tous les ouvrages d'Hippocrate ». L'interdit vient sans doute plus du risque de l'opération dans les conditions de l'époque.

[2] Platon, *Théétète*, 149 c-d. Les sages-femmes d'Athènes pratiquaient des avortements de manière licite.

[3] Paul Ricœur a montré qu'il y a un triple « encadrement normatif de l'acte médical », par les règles du Code de déontologie (secret, droit du malade à la vérité, principe du consentement éclairé), par les règles issues du savoir biologique et médical et par les règles administratives (relatives à la santé publique et au traitement social de la maladie), mais qu'au-delà de l'application de ces règles, ce sont la « *phronèsis* médicale » et le contrôle par l'éthique qui permettent finalement au médecin de juger et de décider.

L'éthique ou la règle de toute règle

L'éthique est donc créée comme instance de régulation qui n'est ni ne dit la règle ou des règles, mais qui est la règle de toute règle, le moment de la mise en rapport de la décision à prendre avec des idéaux en quelque sorte absolus et ne renvoyant qu'à des fondements métaphysiques. Ainsi l'éthique médicale dont le *Serment* définit le cadre apparaît comme une éthique *totale* et qui prend appui une philosophie de la vie et de la mort, les deux extrêmes entre lesquels intervient l'art médical : faire naître et rendre possible la vie ou au contraire l'empêcher ou l'interrompre, faire bien mourir ou au contraire s'interdire de faire mourir sont les deux attitudes, autour de la procréation et de la fin de vie, qui sont encore aujourd'hui au centre des débats éthiques.

C'est en tant que proclamation d'un idéal favorable à la vie, en tant que guide qui trace et qui organise autour de cet idéal les orientations du soin humain que le *Serment* est resté un principe humaniste universel, moralement incontestable. Cependant il n'allait pas du tout dans le sens d'un consensus social et c'est précisément de son irruption comme idéal indépendant de la pratique dominante, c'est-à-dire des *mœurs*, qu'il tient sa valeur, néanmoins appelée *morale*. Quoi qu'il en soit, c'est sur cette affirmation de la valeur absolue de la vie et sur l'idée qu'on se fait de la vie et de la mort que toute l'éthique va désormais se construire, directement ou indirectement.

Nombre de penseurs antiques ont condamné l'avortement à la suite des Pythagoriciens, qui les premiers avaient vu dans le fœtus un *être humain*, et en tant que tel à protéger. Mais cette thèse allait à contre-courant des habitudes et des conceptions populaires. L'infanticide était une pratique très répandue chez les Grecs, et dans un contexte où l'infanticide est toléré, tuer un fœtus ne pose aucun problème moral. Aussi semble-t-il logique que l'avortement ait été une pratique aussi courante, en liaison avec une série de motivations qui situent bien le niveau de la réflexion éthique dominante[1].

L'avortement est également, dans toute l'Antiquité comme aujourd'hui, le moyen que propose la médecine pour protéger la future mère d'une grossesse difficile ou d'un danger pour sa vie ou pour sa santé. La distinction de l'avortement thérapeutique et de toute autre sorte d'avortement établit une frontière nouvelle en séparant ce que le médecin peut faire en faveur de la vie, de manière directe par les soins qu'il prodigue, ou de manière indirecte en supprimant une vie possible pour sauver une vie existante, et toutes les autres façons, jugées inacceptables, de renoncer à la vie ou de la détruire, qui lui sont interdites. Or ce parti de la vie a surgi brutalement. L'article 4 du *Serment* sur l'interdiction de prescrire des produits abortifs est une avancée soudaine, une rupture éclatante avec le quasi *état néant* de la moralité qui prévalait jusque-là à ce sujet[2]. Trois points sont alors à noter. Premièrement, le caractère en quelque sorte sacré ou tout au moins éminent de la vie est constitué en tant que principe dans une perspective éminemment humaniste, bien avant l'apparition du christianisme et indépendamment de lui. Plus tard, l'éthique médicale recevra les apports de la morale judéo-chrétienne. Deuxièmement, ce n'est pas une extension du

---

[1] Dans la haute société grecque ou romaine, les femmes appréhendent de voir leur beauté mise à mal par une grossesse. Il peut s'agir également d'un choix de vie, d'un désir de conserver sa liberté, la tâche d'éduquer des enfants étant perçue comme trop contraignante. Une autre raison d'avorter peut être le souci d'éviter les dépenses liées à l'éducation d'un enfant. On décide aussi de pratiquer l'avortement afin d'éviter une descendance qui aurait toutes les chances de compter des sujets faibles ou débiles, donc à la charge de la cité par la suite. Il peut s'agir d'une raison liée à la régulation de la natalité, importante dans les cités grecques, petites villes-états où la pression démographique peut devenir rapidement trop forte. Faute de pouvoir imposer un contrôle des naissances au sens moderne du terme, les cités semblent avoir favorisé une natalité « adaptée », laissée à l'initiative privée, c'est-à-dire en pratique à l'avortement ou à l'infanticide décidé en famille. Sur la problématique de la vie dans ce contexte, cf. Luciana Rita Angeletti, « Le concept de vie dans la Grèce ancienne et le serment d'Hippocrate », in *Revue Philosophique de Louvain.* Quatrième série, Tome 90, N° 86, 1992, pp. 156-179.

[2] L'article 4 vise une double interdiction de prescrire, qui porte d'une part sur le *pharmakon* mortel et d'autre part sur le *pesson phtorion*, le pessaire abortif.

savoir médical qui a conduit à une exigence éthique plus grande mais c'est cette exigence, au contraire, qui a été posée d'abord, comme un appel, une référence nouvelle à un idéal que le savoir et la pratique des médecins auraient désormais à faire leur. Et troisièmement, en Grèce ancienne, ce n'est pas à la médecine ni à la cité en tant que telle qu'il revenait de fixer des règles du bien et du mal en matière de santé et de soin, mais à une sorte d'évaluation du monde, à une méditation nouvelle sur la valeur de l'existence et sur le prix des choses, liée à la philosophie, dont elle est une province, et qui s'appelle l'*éthique*.

Éthique et métaphysique : la médecine, la vie, la mort

L'éthique est avant tout la *mise en cause* d'un pouvoir, en particulier par ceux qui l'exercent, et elle est à ce titre une démarche dont la *déontologie* peut être la subversion. L'apport de la philosophie grecque, de Platon aux Stoïciens, aura été d'écarter ce risque de dérive à travers des éthiques premières de la vie et de la mort qui ont constitué et qui structurent encore le discours médical de l'Occident - et ce legs de l'Antiquité peut être confronté aux perspectives que la modernité a ouvertes, la *bioéthique* et le *biopouvoir*, dans lesquelles il se prolonge, la règle demeurant la même, par-delà les changements du savoir et du savoir-faire médical.

L'éthique a supposé d'abord, et elle suppose toujours, une métaphysique. Les valeurs qui, dans le *Serment* s'expriment par l'interdiction de l'avortement, sont la conséquence directe de l'affirmation - ou de la négation - de l'existence de l'âme et de sa présence ou non dans le fœtus. L'idée qu'une vie fœtale vaut une vie adulte va envahir très rapidement le champ de l'éthique médicale et y instaurer une controverse qui ne cessera plus.

Platon et Aristote, tous les deux héritiers du pythagorisme, abordent de manière différente la question de la vie naissante. Platon croit à une immortalité *personnelle* : il accepte la dualité de l'âme et du corps et la transmigration des âmes, mais il se sépare du pythagorisme par la définition qu'il donne du début de la vie comme moment où l'âme commence son séjour dans le corps. Or cet évènement, soutient Platon en substance, ne se produit pas *avant la naissance*, mais *à l'instant de la naissance*. Par conséquent le fœtus n'a pas d'âme, il est un corps en attente d'âme, il est dans la situation évoquée à la fin de la *République* dans la scène d'incarnation rapportée par Er le Pamphilien[1]. Détruire le fœtus n'est donc pas tuer un être humain et, dès lors, l'avortement ne pose pas de problème sur le plan *moral*.

À partir d'une conception toute différente de l'âme et du corps, Aristote introduit une exigence supplémentaire. Le texte majeur sur ce point se trouve dans la *Politique* : « l'avortement sera pratiqué avant que la vie et la sensibilité surviennent dans l'embryon : le caractère respectable ou au contraire abominable de cette pratique sera déterminé par l'absence ou la présence de la sensibilité ou de la vie »[2]. Ce passage annonce plusieurs changements importants qui sont à rapprocher de la conception aristotélicienne de l'âme en tant que « forme du corps » : cette thèse modifie la représentation de la grossesse, puisque l'âme et le corps[3] sont une même et unique substance et apparaissent au fil d'un même processus. L'avortement est donc réglementé en fonction de ce statut nouveau de l'embryon : il n'est acceptable qu'avant l'apparition de la « vie végétative », ce qui correspond au quarantième jour de la grossesse[4]. Selon la science grecque de l'époque, le sperme fait coaguler le sang de la femme et ce processus dure au moins quarante jours. L'intervention faite au cours de ce délai empêche donc simplement la conception, alors que celle qui a lieu après interrompt la vie - et cette différence est considérable. L'application de ce principe est à l'origine de pratiques qui ont traversé les siècles : Aristote a ainsi défini une première règlementation et en même temps ouvert la voie à une règlementation restrictive, où la liberté est encadrée par la loi de la cité, elle-même fondée sur l'évolution du savoir.

---

[1] Platon, *République*, X, 621 b-c.
[2] Aristote, *Politique*, 1335, b 15 – 25.
[3] Cf. Aristote, *De l'âme*, 412 b.
[4] Cf. aussi Aristote, *Histoire des Animaux*, VII, 3, 583 b.

Avec les différents courants du stoïcisme, ces positions vont se trouver de nouveau débattues. Un des courants soutient que l'avortement est toujours blâmable, à quelque titre qu'il soit décidé. Un autre, plus important, va au contraire reconsidérer l'interdiction et autoriser l'avortement sous réserve de l'application du principe aristotélicien, désormais accepté, de la « date limite ». Là encore, l'éthique trouve sa source dans des conceptions scientifiques et philosophiques. Sénèque estime que la vie humaine commence au moment précis où se produit le premier souffle[1] : la respiration marque l'entrée du nouvel être dans le *pneuma* universel et la mort est un arrêt du souffle signifiant au contraire la cessation de cette participation. Dans ce système, c'est à l'instant même de la naissance que, sous l'effet de l'air froid et de la tension qu'il provoque, l'âme devient elle-même. Il s'ensuit que, comme chez Platon, quoique pour des raisons différentes, le fœtus n'a pas d'âme : ontologiquement, il est une *plante* et l'avortement est donc autorisé.

Au moment où l'héritage de la Grèce est transmis à la Rome chrétienne, tous les termes du questionnement *éthique* sur la vie naissante sont à peu de choses près ce qu'ils sont maintenant. Ils portent la marque de la divergence entre deux conceptions de l'éthique, en fonction de la place accordée au libre choix des hommes, divergence qui s'aggravera dans le débat moderne.

Ce clivage se retrouve dans l'éthique de la mort qui, tout autant que celle de la vie, va relever, dans la Grèce antique, de la philosophie. La première pensée antique de la mort s'était construite autour du sentiment populaire de déploration de la condition mortelle, à partir de la crainte du trépas dont la poésie homérique était l'écho. La mort était pour les Grecs le passage du monde des vivants au redoutable et invisible territoire où demeurent *oi thanontès*, « ceux qui ont fini ». Platon hérite de cette mort grecque archaïque, encore présente à son époque dans les rites funéraires, mais il la rationalise : *thanatos* va alors se ramener à *apallagè*, la séparation, lire la séparation de l'âme d'avec le corps, dans la ligne du pythagorisme.

---

[1] Cf. Sénèque, *Consolation à Marcia*, 24, 4.

La rupture intervient, avec la redéfinition platonicienne de la mort, à partir de l'idée non plus d'une *présence* mais d'une *absence* des morts. Platon pense la mort comme un *départ*, et contredit de manière radicale la tradition archaïque qui voulait que les morts continuent de vivre d'une autre manière : les rites étaient justement accomplis pour les apaiser et pour se concilier leurs bonnes grâces. Le progrès du *logos* est de substituer à ces rites une certaine idée du sens de la mort, à partir d'une théorie de l'âme dont on sait toute la place qu'elle tiendra dans la philosophie elle-même. Deux formules du *Phédon* sont révélatrices : « ce qu'on appelle mort, c'est entre âme et corps le fait d'être délié et mis à part », et d'autre part « ceux qui mettent le plus de zèle à délier l'âme ce sont les philosophes ». Et c'est le fait de réaliser de son vivant « ce déliement et cette mise à part qui constitue l'exercice même de la philosophie »[1]. *Mélétè thanatou* est la devise philosophique par excellence : « se préparer à la mort » veut dire s'exercer à penser, au sens platonicien du terme où penser consiste à parvenir par l'exercice de l'intellect à *séparer l'âme du corps.*

Les vues d'Aristote vont être là aussi tout à fait différentes de celles de Platon, toujours en raison de la thèse de « l'âme informante »[2]. L'âme est la forme du corps : elle ne préexiste pas au corps, elle ne lui survit pas, elle en est contemporaine. Elle en est le principe immanent d'animation, ce qui conduit à rejeter toute idée de réincarnation. Aristote ne laisse donc aux hommes aucune sorte d'espoir de survie personnelle. Le suicide et l'euthanasie apparaissent de ce fait comme des sauts dans le néant et ils sont en conséquence totalement proscrits.

Les épicuriens définiront à leur tour la mort comme une dissolution complète et les stoïciens soutiendront que la mort, ni bonne ni mauvaise, est un « simple effet de la nature »[3]. Ces conceptions conditionnent la manière de juger le suicide et l'euthanasie et elles déterminent par avance les grandes options

---

[1] Platon, *Phédon*, 67 c-d.
[2] Aristote, *De l'âme*, 412 a.
[3] Marc-Aurèle, *Pensées*, II, 11.

morales qui à leur tour infléchissent l'éthique médicale[1].

Une éthique de la liberté : suicide et euthanasie

Deux questions essentielles, relatives à la vie et à la mort, le suicide et l'euthanasie, ont occupé toute la pensée antique et ont formé, pour l'homme grec, un immense espace de liberté où pouvaient se concrétiser les options philosophiques où chacun avait à exercer sa faculté de choix – architecture qui est encore la nôtre, car une éthique occidentale du suicide est née de la pensée grecque de la valeur de la vie[2]. L'existence peut être aimée ou non, sembler digne d'être vécue ou non et elle peut être, par conséquent, dans le monde plutôt permissif de la Grèce ancienne, conservée ou quittée. La notion d'un prix de la vie est commune aux deux grandes problématiques du suicide et de l'euthanasie. C'est à elle que se réfère Socrate dans le *Phédon*, quand il explique à Cébès que c'est la même chose de se donner la mort en « se rendant à soi-même ce service » ou bien de s'en

---

[1] Si l'éthique grecque recouvre globalement le même champ d'interrogation que l'éthique moderne, elle s'applique à un système de soins dont les développements techniques sont extrêmement limités. Ce que nous appelons *réanimation* n'était pas concevable, même si pour l'essentiel le vocabulaire était déjà disponible (cf. l'article de Michael Nuroc dans le *Dictionnaire de la pensée médicale*, p. 961 et suivantes). Les termes *réanimer* et *ressusciter* ont une origine antique mais la réanimation ne s'imposera en tant que spécialité de la médecine qu'au milieu du 20ème siècle. Nombre de questions actuelles sont absentes du débat antique parce qu'elles ne correspondent à aucune pratique effective. De la même façon, les conceptions de la mort antique n'incluent aucun des critères modernes et l'idée de mort cérébrale et même la notion de *coma*, en dehors de son sens originel de *sommeil profond*, sont totalement inconnues. Seule existe, sous l'influence de la description aristotélicienne de l'âme, la notion encore vague d'*état végétatif* (cf. Aristote, *De l'âme*, II, 434 a). La plupart des interrogations éthiques modernes liées à la chirurgie de pointe, au don d'organes, etc. ne sont évidemment pas imaginables. Une autre différence, non moins importante, est l'absence dans le monde grec d'un cadre législatif de l'action médicale, qui serait comparable aux dispositions de nos lois, de nos règlements et de nos codes.

[2] Il s'agit de la vie comme existence, c'est-à-dire comme *bios* et non comme *zôè* puisque c'est la Grèce qui a défini cet écart entre la vie « naturelle » (*zôè* comme dans zoologie) et l'« existence » (*bios*, comme dans biographie).

remettre à « un bienfaiteur étranger »[1]. Il a remarqué en effet cette apparente anomalie : le même geste, jugé acceptable dans l'euthanasie, passe pour impie dans le suicide. La question est abordée dans le *Phédon* après l'avoir été dans l'*Apologie de Socrate*, où la mort consentie de Socrate en exécution d'une sentence judiciaire finit par relever, en raison des circonstances, d'une espèce de logique du suicide. Le suicide apparaît d'abord comme une faute, dans la mesure où il contrevient aux thèses orphiques et pythagoriciennes sur le caractère sacré de la vie. Dans *Phédon*, Cébès dit avoir entendu Philolaos, pythagoricien notoire, soutenir qu'il « n'est pas permis de se donner la mort ».

En réalité, au fil des *Dialogues*, le point de vue platonicien va se modifier. Dans la *République*[2], le suicide sera accepté et même recommandé dans un certain nombre de cas, par exemple pour les victimes d'une affection chronique invalidante : quand on souffre d'un mal incurable ou d'une infirmité irréversible, il ne faut pas, dit Platon, « tirer en longueur le jour de se donner la mort ». La responsabilité de la médecine est engagée si elle va au-delà des limites qui lui ont été assignées[3]. La mort apparaît ainsi dans un certain nombre de cas comme une issue permise, honorable et même raisonnable. Se dessine alors un *bon suicide*, celui par lequel son auteur prend la responsabilité de quitter une vie qui le rend malheureux et qui lui apporte une souffrance. Le suicide sera jugé excusable dans l'œuvre tardive de Platon que sont les *Lois,* sous réserve de correspondre à une infortune gravissime qu'il revient à chacun de définir. L'existence d'une âme qui survit au corps, d'une perspective après la mort, n'est de toute évidence pas sans lien avec cet assouplissement : l'espoir

---

[1] Platon, *Phédon*, 62 a-b. « Que Zeus s'y retrouve ! », répond Cébès.

[2] Cf. Platon, *République*, 406 b. On lit dans la *République* qu'Asclépios a révélé la médecine pour soigner par des moyens éprouvés, tels que « drogues ou résections », des malades « en bon état corporel mais affectés d'un mal local, et non pour traiter « les corps dont l'intérieur est gâté par la maladie » avec « un régime d'épuisements et d'arrosages de détail ». Un tel régime est tout juste bon à assurer, dit Platon, « une longue et misérable existence », au détriment de l'intérêt individuel et surtout collectif.

[3] *Id.*, 407 c-d.

d'une survie personnelle au-delà de la mort modifie d'une façon radicale le prix consenti pour conserver la vie présente.

Là encore, Aristote va adopter un point de vue opposé : la conception aristotélicienne de l'âme comme forme du corps, et disparaissant par conséquent avec lui, conduit logiquement à l'interdiction totale du suicide. À deux reprises, dans l'*Éthique à Nicomaque,* Aristote soutient qu'il n'est jamais permis à un homme, même incurable ou gravement handicapé, de quitter volontairement la vie. La question est étudiée, ce qui n'est pas innocent, dans le chapitre consacré aux injustices commises à l'égard de soi-même[1]. Celui qui a recours au suicide mérite d'être blâmé parce qu'il a agi contre la vie, c'est-à-dire contre la *nature*, et parce qu'il a oublié ses devoirs de citoyen. On retrouve ici l'argument platonicien entièrement retourné : choisir de rester en vie, c'est rester aussi longtemps que possible utile à la cité. Et surtout, naturellement, il n'y a rien après la mort. Aristote, en définissant un art de vivre complet qui régit toutes les décisions de l'existence, y compris dans ses aspects les plus strictement individuels, contribue à instituer cette lignée éthique que Ruwen Ogien appelle *maximaliste*, où la morale présente des idéaux de auxquels nous devons tendre et où nous avons des devoirs non seulement envers autrui mais aussi envers nous-mêmes. Au contraire, dans le *minimalisme*, « le monde moral, moins envahissant, se limite au souci d'éviter de nuire délibérément à autrui ».

Cette alternative minimaliste[2], plus soucieuse de la liberté des individus, semble être restée prédominante dans l'éthique grecque. Pour les Stoïciens, par exemple, la vie et la mort « ne dépendent pas de nous » et elles sont des choses *indifférentes*. Néanmoins la mort volontaire se justifie et elle peut être jugée conforme à la raison dans le cas d'une grande souffrance, quand la vie a perdu de son sens ou quand on n'est plus en mesure d'accomplir ses devoirs ou de vivre en honnête homme. Dès

---

[1] Cf. Aristote, *Éthique à Nicomaque*, V, 10.

[2] Cf. Ruwen Ogien, *L'éthique aujourd'hui, maximalistes et minimalistes*, Gallimard, Paris, 2007.

l'ancien stoïcisme, on a considéré qu'une bonne mort peut être celle d'un homme qui décrète librement de quitter la vie. « Il peut convenir à des gens heureux de quitter la vie et inversement à des malheureux d'y rester »[1], disait Chrysippe. La médecine n'est pas directement concernée par cette question du suicide, puisque les Grecs se donnaient la mort tout seuls, par le poison ou en se jetant dans le vide, et les raisons liées à l'état de santé n'étaient sans doute pas les plus fréquentes, la motivation tenant davantage à une conception de la vie, à un ressenti de la qualité du vécu : il s'agit « non de vivre mais de vivre bien », dit Sénèque dans une des plus célèbres de ses *Lettres à Lucilius*. Le mot *euthanasie* avait en Grèce ancienne un sens différent de celui qu'il a aujourd'hui, où il désigne le fait de procurer une mort indolore et où il traduit, au fond, le caractère insupportable de la mort pour les vivants, le refus d'une déchéance.

Mais *euthanasie*, contrairement à *déontologie*, est un terme authentiquement grec, qui se rapporte à l'origine à l'état de la personne malade à l'approche de la mort et qui n'est pas corrélé avec l'action médicale, même si des drogues à effet apaisant, parfois puissantes, sont connues au 5ème siècle avant J.-C. Il est utilisé pour désigner toute action qui procure une fin heureuse, une libération, un départ de la vie dans la plus grande paix possible[2]. Les Grecs ont respecté le principe de *non intervention* en cas de maladie incurable. La médecine hippocratique sait, nous l'avons vu, *ne pas soigner*, ou plus exactement ne pas *traiter*. D'abord, tout art doit reconnaître ses limites et il est clair que certaines maladies sont hors de la portée du pouvoir médical.

---

[1] Plutarque, *Des notions communes contre les stoïciens*, Les Belles Lettres, Paris, 2002, XVIII. Il y a même un suicide appelé *suicide philosophique,* réservé au sage, qui y voit un devoir envers lui-même. Ce *suicide heureux* a un sens précis : il est le signe du règne de la raison et le stoïcisme s'affirme là comme une doctrine de la liberté.

[2] On sait combien la mort volontaire dans le suicide comme dans l'euthanasie a été admirée dans l'Antiquité et la place éminente que tiennent à ce titre, dans la mémoire collective, les noms de Thémistocle, Diogène, Démosthène, Empédocle, Démocrite, Caton, Brutus, Antoine, Cléopâtre et surtout Pythagore lui-même, mort selon Héraclite de quarante jours de jeûne volontaire.

Traiter un patient dont on sait par avance que le mal est inguérissable peut aggraver sa souffrance et faire naître en lui des espoirs qui seront inévitablement déçus. Il existe des situations où l'art ne pourra pas s'opposer à la nature : lorsque la maladie est pleinement conforme au dessein de la *phusis,* il est indigne de l'art de prétendre lui substituer un autre plan. Une toute première forme d'*euthanasie passive* est donc l'application à ce genre de cas du principe « ne pas nuire ». En vertu de cette abstention, la décision de ne pas intervenir, le refus de soins, ne rend le médecin passible d'aucune forme de sanction. Le décès d'un patient qui n'aura pas été pris en charge ne pourra donc être reproché à personne. L'absence de soins, en ce sens, est admise, qu'elle soit demandée par le patient ou décidée par le médecin. *Laisser mourir* et *se laisser mourir* ne sont pas tenus pour des équivalents de tuer et de se tuer, et à cet égard la notion d'*euthanasie passive* n'est guère différente de ce qu'elle est devenue depuis, à ceci près qu'elle ne porte évidemment pas, en Grèce, sur l'interruption des procédures, aujourd'hui courantes, de maintien en vie. L'euthanasie passive des Grecs est en fait une forme d'acceptation de l'ordre des choses.

L'euthanasie dite *active*, interdite en principe par l'article 4 du *Serment*, qui protège la vie, est cependant pratiquée et elle relève de la conscience du médecin. Rien ne s'oppose à ce que celui-ci fournisse ou même administre une drogue mortelle à son patient qui souffre, s'il n'existe aucun espoir de guérison. Malgré les dispositions du *Serment*, que nombre de médecins grecs n'ont jamais prêté ni même lu, et malgré l'autorité reconnue à ce texte, il semble qu'il ne se soit guère élevé de voix en Grèce ou à Rome, avant le christianisme, pour insister sur la nécessité de respecter l'interdiction de l'euthanasie. Il en va de même pour ce que nous appelons à présent l'*aide au suicide* ou le *suicide médicalement assisté*, qui sont une euthanasie où est modifié l'agent d'exécution. La question de la mort volontaire confirme que dans l'Antiquité l'exercice de la médecine a été soumis à une éthique fondée sur une philosophie de la nature et sur l'exercice éclairé du jugement. Le devoir du médecin n'est pas d'aller contre la nature si son dessein apparaît clairement, ce que l'art du pronostic, si important chez Hippocrate, permet de deviner. Dans le précepte *ne pas nuire*, nuire signifie aussi *aller contre la nature*, ce qui s'applique à la conservation de la vie ou bien à son interruption, selon le cas.

Humanisme antique et questionnement moderne

Tel est l'édifice humaniste qui a été construit par la médecine hippocratique et par la philosophie antique. Cet héritage nous concerne-t-il ? Répond-il aux besoins qui sont ceux de la *technè* médicale d'aujourd'hui ? Ou bien doit-il, *Serment d'Hippocrate* en tête, laisser la place à une réflexion plus « moderne » ? La réponse à ces questions peut préciser le statut de cette éthique hippocratique, en disant si elle est encore la nôtre ou bien si, au contraire, sous le poids du savoir médical accumulé et de ses avancées qui auraient changé la médecine, la modernité doit considérer le *Serment d'Hippocrate,* resté emblématique mais devenu formel, comme un code déontologique aussi embryonnaire et périmé que la médecine qui l'a engendré.

Deux exemples peuvent sans doute éclairer le premier point, la contraception et l'aide à la procréation d'une part, la fin de vie d'autre part. L'éthique des hippocratiques permet déjà une différenciation morale entre plusieurs sortes de contraceptifs, selon qu'ils empêchent l'ovulation, la conception (spermicides, diaphragmes, préservatifs) ou l'implantation de l'embryon. Tout dépend donc du statut accordé à l'embryon et au fœtus et de la manière de définir la grossesse - notions que l'Antiquité avait déjà réussi à penser. Le médecin grec disposait de tout ce dont il avait besoin pour prendre une décision éclairée : la loi n'interdisait ni la contraception ni l'avortement, et une appréciation de la demande en fonction de l'état de santé et des motivations de la patiente d'une part et des convictions du médecin d'autre part était parfaitement possible, constituant une authentique situation *éthique,* par opposition à l'application de règles prédéterminées.

Le propre de l'éthique en effet est de mettre en doute une norme au nom d'une valeur plus haute, et l'éthique grecque a considéré qu'il était possible et dans certains cas recommandé d'affirmer sa liberté de choix et de désobéir si autrui ne risquait pas d'en pâtir, mais elle n'avait évidemment pas le moyen de penser par avance tous les sujets, notamment ceux qui, tels la fécondation *in vitro* et le transfert d'embryon, étaient alors inimaginables. On voit bien aujourd'hui, avec la controverse à rebondissements sur les *mères porteuses*, ce qui arrive lorsque la liberté humaine devant la procréation atteint un pareil degré. L'éthique médicale antique ne peut évidemment donner d'armes pour affronter les problèmes soulevés par ces avancées de la biologie et de la génétique. Cependant il est juste de dire que le monde moderne n'en fournit pas non plus : il échoue régulièrement à dégager des *consensus* et il s'en remet à des débats qui débouchent sur des *avis* aussitôt controversés parce que certaines avancées de la biomédecine prennent de court non seulement les repères moraux des hommes mais aussi leur représentation de l'ordre du monde[1]. Comme l'Antiquité convoquait la pensée platonicienne, aristotélicienne, épicurienne et stoïcienne, l'éthique d'aujourd'hui et *a fortiori* la bioéthique n'ont guère d'autre repère que la philosophie pour penser l'humain, et on ne voit pas ce qu'apporterait une rupture avec la raison médicale antique, dont le futurisme a été largement établi.

L'éthique grecque peut être interrogée de la même manière sur les questions modernes de la fin de vie et de la mort volontaire auxquelles, nous l'avons vu, l'Antiquité portait un intérêt passionné. Partout dans le monde s'exprime à présent, dans des pratiques et des conceptions variables, ce qu'on appelle le *droit de mourir*. Les partisans de ce droit de mourir reprennent généralement les analyses de Hume, pour qui mourir est en effet un droit pour celui qui endure une infinie souffrance, et de Stuart Mill, qui voit dans le suicide une décision personnelle liée à une

---

[1] La technique des *mères porteuses* induit potentiellement l'existence de cinq parents : le père et la mère sociaux, dénommés couple « d'intention », le père et la mère génétiques et la mère dite « gestatrice ». On atteint donc un seuil de déconstruction de l'organisation humaine tel que toutes les notions de famille, de maternité, de paternité et de filiation se trouvent modifiées simultanément.

peur de la mort qui fait partie de la vie. Or ces points de vue ont été ceux de la philosophie antique jusqu'à la fin de l'Empire romain. On les retrouve par exemple chez Sénèque sous la forme d'une justification du *bien mourir* par le souci d'éviter de *vivre mal*. L'*euthanasie d'abstention* faisait partie de l'éthique du médecin grec, indépendamment du *Serment*, qui n'interdit pas l'abstention en elle-même mais seulement la prescription de produits létaux ou le conseil qui orienterait le malade vers leur utilisation. Sur la limite fragile entre les deux formes, l'une *active* et l'autre *passive*, de l'euthanasie, l'hésitation moderne est donc une réplique parfaite de celle du monde antique[1].

L'euthanasie *passive* a ses racines dans l'univers hippocratique. Les médecins de l'Antiquité se refusaient à faire durer une vie sans espoir et c'est un sujet sur lequel il semble qu'il ait existé, malgré quelques excès médicaux évoqués par Platon[2], un accord véritablement général. Les médecins ont eu vis-à-vis de leurs patients une liberté d'appréciation préfigurant la moderne interruption de soins. Face à cette question, l'éthique actuelle et celle d'un médecin hippocratique ne sont guère différentes. En ce qui concerne l'euthanasie *active*, le lien avec l'Antiquité est beaucoup moins net. En vue d'une *mort heureuse*, le recours à la « médecine des temples » pour la fin de vie restait fréquent dans toutes les cités grecques, même de la part des représentants de la médecine rationnelle, et un médecin grec qui ne se sentait pas entièrement lié par cet aspect particulier du *Serment* aidait sur sa demande son patient à mourir, si son cas était désespéré et sa souffrance insupportable.

---

[1] Aux États-Unis, par exemple, le droit à l'assistance au suicide a provoqué des polémiques significatives. Il avait été rejeté par la Cour Suprême en 1997 mais l'état de l'Oregon avait établi une loi autorisant un malade à demander à son médecin, selon une procédure précise, de lui prescrire - mais non de lui administrer - des produits lui permettant de quitter la vie. Cette disposition exigeait notamment la signature de deux autres médecins attestant que le malade était condamné à une échéance de six mois. Par la voix de son comité d'éthique, l'*American Medical Association* s'était prononcée contre une telle possibilité, où elle voyait une brèche ouverte dans le devoir d'« assistance » qui lie le médecin à son patient.

[2] Platon, *République*, 405 c-408 c.

L'Antiquité, en tout cas, a pensé la mort comme étant une délivrance et elle a offert par avance à la modernité une idée positive du droit de mourir et du devoir de laisser mourir, puis par extension de faire mourir. Sur bien des points, la pensée antique avait anticipé sur des règles et sur des principes dont la valeur a été beaucoup plus tard découverte ou redécouverte. En fait, même si le maximalisme s'est construit sur l'aristotélisme et a été relayé plus tard par la morale kantienne, l'Antiquité a surtout créé l'éthique minimaliste, qui retient pour principe le seul souci de ne pas nuire à autrui. On retrouve ici encore l'idée du ne pas nuire dont les hippocratiques avaient fait un précepte essentiel. En ce sens, c'est donc bien le maximalisme qui est moderne et au contraire le minimalisme, où la liberté humaine trouve pleinement à s'exercer, qui est un legs antique. Même dans les sociétés *libérales,* l'État intervient « par la menace et par la force » pour encadrer la vie, la mort, la procréation, pour faire régner des normes universelles et interdire des crimes qui pourtant seraient « sans victimes »[1].

Éthique, bioéthique, biodéontologie : un futur hippocratique

L'éthique est souvent dessaisie de ces questions au profit d'une déontologie qui substitue la consigne à la délibération. Les *avis* des *comités d'éthique* sont nécessaires, du fait qu'aucun acteur du soin ne peut à lui seul maîtriser la totalité des savoirs et des éléments de réflexion qui sont en cause. Ces avis se situent à la jonction des techniques biomédicales, des idéaux et des normes morales[2] et ils expriment l'interpellation du savoir et du pouvoir au nom du devoir dont nous avons parlé. Il est d'ailleurs normal que des États de droit établissent une législation que préparent

---

[1] Cf. sur ce point Ruwen Ogien, *La vie, la mort, l'État,* Paris, Grasset, 2009. L'auteur cite la mort assistée, la gestation pour le compte d'autrui, l'aide à la procréation pour tous et le clonage reproductif comme ne visant à causer de tort à personne.

[2] Sur les avis du *Comité National d'Éthique*, on peut se reporter par exemple aux études n° 106, « Questions éthiques soulevées par une possible pandémie grippale », ou 107, « Les problèmes éthiques liés aux diagnostics anténatals ».

et formulent la médecine et le droit. Les *lois bioéthiques* sont néanmoins des textes qui autorisent ou qui interdisent, donc qui organisent en des termes *règlementaires* les pratiques dans des secteurs de pointe tels que la recherche sur l'embryon ou la transplantation d'organes. Cependant, même si elles reposent sur les conclusions d'une démarche éthique, les lois s'expriment en injonctions et en empêchements, de telle sorte que le mot *bioéthique*[1] y est employé en réalité pour *biodéontologie*.

À la fin d'un exposé à l'Académie de Médecine, la première question, faisant suite manifestement à une attente contenue, avait été justement : « croyez-vous qu'il puisse y avoir des lois bioéthiques ? » La réponse est évidemment *non*. Si ces textes sont des lois, ils ne sont pas *bioéthiques*. Et inversement, s'ils étaient bioéthiques, ils ne seraient pas des *lois* - ce qui n'enlève rien à la nécessité de légiférer, à partir d'une réflexion éthique, sur ces sujets[2].

La vocation de l'éthique n'est certainement pas d'assurer la production continue de règlements *ad hoc*. Elle est de permettre d'assumer, à partir du « royaume des normes », le risque de la nouveauté et de l'infinie diversité du réel, comme Platon a créé la philosophie non pas comme un savoir refermé sur des vérités établies mais comme une quête jamais achevée du vrai. Nous retrouvons ici la source et le principe de l'éthique, son *archè* : dès sa naissance en Grèce ancienne, l'éthique est « une partie de la philosophie, celle qui ordonne *l'existence* pratique à la représentation du bien »[3]. Et aujourd'hui encore l'éthique, ce n'est pas décliner une idéologie et les règles qu'on peut en tirer, c'est au contraire, selon la belle formule d'Aristote, « parachever la philosophie des choses humaines »[4]. Il y a bien là une tâche infinie, alors qu'une espèce encore théorique d'homme immor-

---

[1] Cf. en France les « lois bioéthiques » de 1994, 2004 et 2011.

[2] Commission « humanisme médical », mardi 8 mars 2011. Le rapport établi à la suite de ces travaux a été publié dans le *Bulletin de l'Académie Nationale de Médecine*, 2011, 195, n° 6, 1345-1368, sous le titre « Un humanisme médical pour notre temps ».

[3] Alain Badiou, *op. cit.*, p. 15.

[4] Aristote, *Éthique à Nicomaque*, 1181 b 15.

tel se profile à l'horizon du soin et que le corps est offert aux interventions des biotechnologies. L'éthique médicale grecque reçue en héritage est heureusement beaucoup plus qu'un savoir positif[1]. Fondamentalement, le message, si actuel, du *Serment d'Hippocrate* est que soigner suppose toujours de philosopher[2]. Dans le triple devoir d'agir selon l'Art, pour le seul bénéfice du malade et par un engagement de soi, s'exprime l'irremplaçable unité de la pratique, du discours et de la règle qui a permis, au temps d'Hippocrate, l'institution de la médecine.

---

[1] Cf. Abel Olivier, *Autres Temps, Les cahiers du christianisme social*, N°15, 1987, p. 3 : « La difficulté à trouver le premier mot de la première leçon d'éthique vient probablement du fait que [...] l'éthique ne s'enseigne pas comme un savoir positif ».

[2] La naissance de la philosophie correspond justement à une réorientation de la pensée vers la réflexion éthique (sur les *affaires humaines*), à partir d'une relative mise à l'écart par Socrate de l'étude de la nature, réputée ne rien apporter à l'éthique.

Serment d'Hippocrate

1 - Je jure par Apollon médecin, par Asclépios, par Hygie et Panacée, et par tous les dieux et toutes les déesses, les prenant à témoin, de remplir jusqu'au bout ce serment et ce contrat écrit, selon mon pouvoir et mon jugement.
2 - [Je jure] de considérer d'abord mon maître en cet art à l'égal de mes propres parents et de partager sa vie ; s'il est dans le besoin, de partager ce que j'ai avec lui ; de considérer sa descendance à l'égal de frères, auxquels j'enseignerai cet art, s'ils ont besoin de l'apprendre, sans salaire ni contrat ; des préceptes des leçons orales et de tout le reste de l'enseignement [je jure] de faire le partage avec mes fils et avec ceux de mon maître, et aussi avec les disciples inscrits en même temps et ayant juré suivant la loi médicale, mais en dehors de cela avec personne.
3 - J'utiliserai les régimes pour le bien des malades, suivant mon pouvoir et mon jugement, mais je m'écarterai de tout mal et de tout dommage.
4 - Je ne remettrai (prescrirai) à personne de *pharmakon* pouvant donner la mort si on me le demande, ni ne donnerai jamais de conseil allant dans ce sens ; de même, à aucune femme je ne donnerai de pessaire abortif.
5 - Pur et saint je conserverai ma vie et mon art.
6 - Je n'inciserai pas les malades atteints de lithiase (qui ont des pierres), je laisserai cette opération aux spécialistes.
7 - Dans quelque maison où je doive entrer, j'y entrerai pour le bien du patient, me tenant à l'écart de toute injustice volontaire, de toute autre corruption et en particulier des œuvres amoureuses sur le corps des femmes, des hommes libres et des esclaves.
8 - Tout ce que je verrai ou entendrai à la faveur de mes soins ou même en dehors des soins, ce qui concerne la vie des gens, ce qu'il ne faut pas divulguer je [le] tairai, considérant que de telles choses sont indicibles.
9 - Ce serment que je fais, si je l'accomplis jusqu'au bout et ne l'enfreins pas, qu'il me soit donné de jouir d'une vie et d'un art de bonne réputation auprès de tous les hommes pour toujours. En revanche, si je le viole et que je me parjure, qu'il me soit donné tout le contraire.

Bibliographie

I - TEXTES

Textes d'Hippocrate et Corpus hippocratique

Hippocrate, *Œuvres*, collection des Universités de France, Les Belles Lettres, Paris (nouvelle édition du *Corpus*).
Hippocrate, *Œuvres complètes*, 10 vol., édition d'Émile Littré, J.B. Baillère, Paris, 1839-1861, reprint Javal et Bourdeaux, Paris, 1939-1961, A.M. Hakkert, Amsterdam, 1973-1982.
Hippocrate, *La consultation*, textes choisis et prés. par Armelle Debru, Hermann, Paris, 1986.
Hippocrate, *L'Art de la médecine*, traduction et présentation de Jacques Jouanna et Caroline Magdelaine, GF-Flammarion, Paris, 1999.
Hippocrate, *De l'art médical*, introduction de D. Gourevitch, P. Pellegrin et M. Grmek, Paris, L.G.F., 1994.

Philosophie antique

Aristote, *Éthique à Nicomaque*, traduction de J. Tricot, Vrin, Paris, 1990.
Aristote, *Politique*, traduction de. J. Tricot, Vrin, Paris, 1989.
Épictète, *Manuel* et *Entretiens* in *Les Stoïciens*, Gallimard, Paris, 1962.
Épicure, *Lettres, maximes, sentences*, traduction de J.-F. Balaudé, LGF, Paris, 1994.
Marc-Aurèle, *Pensées*, in *Les Stoïciens*, trad. d'Émile Bréhier, Gallimard, Paris, 1962.
Platon, *Œuvres complètes*, trad. Léon Robin, 2 vol., Gallimard, Paris, 1953 (notamment *Apologie de Socrate, Banquet*, *Phédon*, *Phèdre*, *Les Lois*, *La République*, *Timée*). Traductions et pré-

sentations plus récentes chez GF-Flammarion, et avec le texte grec dans la collection Budé (C.U.F) aux Belles Lettres.
Plutarque, *Des contradictions des Stoïciens* et *Des notions communes contre les Stoïciens* in *Les Stoïciens*, traduction d'Émile Bréhier, Gallimard, Paris, 1962.
Sénèque, *Entretiens, Lettres à Lucilius*, éd. Paul Veyne, Robert Laffont, Paris, 1993.

II - ÉTUDES

Sur Hippocrate et l'hippocratisme

Laurent Ayache, *Hippocrate*, PUF, Paris, 1992.
Louis Bourgey, *Observation et expérience chez les médecins de la collection hippocratique*, Vrin, Paris, 1953.
Danielle Gourevitch, *Le triangle hippocratique dans le monde gréco-romain : le malade, sa maladie et son médecin*, École Française de Rome Éditions, Paris-Rome, 1984.
« Hippocrate et sa postérité », sous la dir. de Simon Byl, *Revue de Philosophie Ancienne*, tome XIX, n° 2, Bruxelles, 2001.
Robert Joly, *Le niveau de la science hippocratique,* Les Belles Lettres, Paris, 1966.
Jacques Jouanna, *Hippocrate*, Paris, Fayard, 1992.

Sur la médecine et la science grecques

Ludwig Edelstein, *Ancient Medicine Selected Papers of Ludwig Edelstein*, Johns Hopkins University Press, Baltimore, 1967.
Theodor Gomperz, *Les penseurs de la Grèce*, volume 2, *Les médecins*, Houilles, éditions Manucius, 2008.
Mirko D. Grmek, Les maladies à l'aube de la civilisation occidentale, Payot, Paris, 1994.
Mirko D. Grmek (dir.), *Histoire de la pensée médicale en Occident,* I, *Antiquité et Moyen Âge*, Seuil, Paris, 1995.
Mirko D. Grmek, *Le chaudron de Médée, l'expérimentation sur le vivant dans l'Antiquité*, Synthélabo, Paris, 1997.

Werner Jaeger, *Paideia, The Ideals of Greek Culture*, vol. III, *The Conflict of Cultural Ideals in the Age of Plato*, Oxford University Press, New-York, 1986.
Geoffrey E. R. Lloyd, *Origine et développement de la science grecque*, Flammarion, Paris, 1990.
Geoffrey E. R. Lloyd, *Une histoire de la science grecque*, Paris, La Découverte, 1990.

Sur la philosophie de la médecine

Louis Bourgey, « Hippocrate et Aristote, l'origine chez le philosophe de la doctrine concernant la nature », *Hippocratica, Actes du Colloque hippocratique de Paris,* CNRS, Paris, 1980.
Maurice Klippel, *La médecine grecque dans ses rapports avec la philosophie*, Éditions Hippocrate, Paris, 1937.
Jean Lombard, *Platon et la médecine, le corps affaibli et l'âme attristée*, L'Harmattan, Paris, 1999.
Jean Lombard, *Aristote et la médecine, le fait et la cause*, L'Harmattan, Paris, 2004.
Jean Lombard et Bernard Vandewalle, *Philosophie et soin*, éditions Seli Aslan, Paris, 2009.
« Philosophie de la médecine », *Revue de Métaphysique et de morale,* Paris, 2014.
Bernard Vandewalle, *Michel Foucault. Savoir et pouvoir de la médecine,* L'Harmattan, Paris, 2006.
Mario Vegetti, *La medicina in Platone*, Il Cardo, Venise, 1995.

Sur l'éthique médicale antique

Monique Canto-Sperber, *Éthiques grecques*, PUF, Paris, 2001.
Paul Carrick, *Medical Ethics in the Ancien World*, Georgetown University Press, Washington D. C., 2001.
Hellmut Flashar et Jacques Jouanna (dir.), *Médecine et morale dans l'Antiquité* (Entretiens sur l'Antiquité classique de 1996), Fondation Hardt, Genève 1997.

Louis Gernet, *Recherches sur le développement de la pensée juridique et morale en Grèce*, Paris, Albin Michel, 2001.

***Sur le* Serment d'Hippocrate**

Christophe Allix, *Pérennité et actualité du Serment d'Hippocrate*, Université René Descartes, Paris, 1993.
Ludwig Edelstein, *The Hippocratic Oath* in *Ancient Medicine, Selected Papers of Ludwig Edelstein*, Londres, Oxford University Press, 1968.
Louis Lacam, *Le Serment d'Hippocrate*, Lacour, Nîmes, 1999.
Alain C. Masquelet, *Le Serment d'Hippocrate,* Maloine, Paris, 1997.

Sur l'éthique médicale et sur la bioéthique

Claire Ambroselli, *L'éthique médicale*, PUF, Paris, 1998.
Tom L. Beauchamp et James F. Childress, *Les Principes de l'éthique biomédicale*, Les Belles Lettres, Paris, 2008.
Monique Canto-Sperber, *Dictionnaire d'éthique et de philosophie morale*, PUF, Paris, 1996.
Bernard Hoerni, *Éthique et déontologie médicale. Permanence et progrès*, Paris, Masson, 1996.
Gilbert Hottois, *Qu'est-ce que la bioéthique ?* Vrin, Paris, 2004.
Jean Lombard, *Éthique médicale et philosophie. L'apport de l'Antiquité*, L'Harmattan, Paris, 2009.
Michela Marzano, *L'Éthique appliquée*, PUF, Paris, 2008.
Ruwen Ogien, *La vie, la mort, l'état,* Grasset-Fasquelle, Paris, 2009.
Paul Ricœur, Préface au *Code de déontologie médicale,* édité par Louis René, Seuil, Paris, 1996.
« La bioéthique », *Revue de Métaphysique et de morale*, t. 92, n° 3, Paris, août-septembre 1987, pp. 290-431.
« Le défi bioéthique, la médecine entre l'espoir et la crainte », *Revue Autrement*, série Mutations, n° 120, Paris, mars 1991.
Didier Sicard, *L'éthique médicale et la bioéthique*, PUF, Paris, 2009

Index

Index des notions

Index des noms propres

Table

Santé et Médecine

aux éditions L'Harmattan

Dernières parutions

LES CRISES DE SANTÉ PUBLIQUE
Entre incompétence et compromissions
Furone Antonio
On regroupe, sous le même vocable de crise sanitaire, aussi bien de minables arrangements que d'affreuses tragédies avec deux constantes : incompétence et compromissions. Experts et médias agitent le spectre d'un désastre : la crise survient, avec ou sans malades. Les responsables politiques homologuent cette fable et achètent avec largesse le médicament miraculeux. Gouvernement et industriels nous présentent la note...
(Coll. Questions contemporaines, 16.00 euros, 162 p.)
ISBN : 978-2-343-05018-8, ISBN EBOOK : 978-2-336-36753-8

L'EUTHANASIE ADMISE EN SOINS PALLIATIFS
Défis humains pour les médecins
Nkulu Kabamba Olivier
Face aux euthanasies admises en Soins palliatifs, quels sont les défis humains auxquels est confronté le médecin qui accepte de les pratiquer ? L'auteur, spécialiste en éthique clinique, dévoile ces défis par l'intermédiaire de nombreux échanges épistolaires et verbaux qu'il a entretenus avec le docteur Karl, médecin belge qui accepte de pratiquer ces euthanasies dans le service des Soins palliatifs de l'hôpital où il travaille.
(13.00 euros, 124 p.)
ISBN : 978-2-343-04798-0, ISBN EBOOK : 978-2-336-36512-1

LA LOUCHE, LA BALANCE ET LA PIPE (CANCER : L'ABÉCÉDAIRE)
Vennin Philippe
Médecin, oncologue réputé, chercheur, généticien, philosophe, Philippe Vennin a déjà un cancer lorsqu'il se met à écrire cet Abécédaire. Cet ouvrage, facile de lecture, où le vocabulaire que nous utilisons au quotidien est le fil conducteur, reflète parfaitement les questionnements de l'auteur et sa réflexion basée sur la science et la philosophie.
(20.00 euros, 220 p.)
ISBN : 978-2-343-04617-4, ISBN EBOOK : 978-2-336-36573-2

LA FORCE VITALE AU CŒUR DES PRINCIPES DE LA CHIROPRAXIE
Une méthode dans l'histoire des idées et des sociétés
Jolliot Chantal - Préface de Pierre Erny
Les principes fondamentaux de la chiropraxie, méthode surtout connue pour le traitement du «mal de dos» grâce à des interventions manuelles, font référence aux

fonctions articulaires, neurologiques et à la notion de force vitale. Cette notion ancienne, aujourd'hui fréquemment dénommées «énergie», est en vogue. Elle participe aux manières de penser des sociétés contemporaines où elle contribue à une compréhension symbolique de la personne dans son environnement.
(10.50 euros, 74 p.)
ISBN : 978-2-343-04939-7, ISBN EBOOK : 978-2-336-36703-3

ANTHROPOLOGIE DU MÉDICAMENT AU SUD
La pharmaceuticalisation à ses marges
Sous la direction d'Alice Desclaux et Marc Ergot
Cet ouvrage examine de multiples situations de déploiement de la pharmaceuticalisation, dans plusieurs domaines : la valeur et le paiement, l'approvisionnement, l'usage thérapeutique et l'intervention médicale. Les analyses du recours à une diversité de médicaments en Afrique et en Asie du Sud-Est montrent les effets sociaux et les effets de sens de ces extensions à la marge et permettent de mieux comprendre les rapports entre médicalisation et pharmaceuticalisation.
(Coll. Anthropologies et Médecines, 29.00 euros, 282 p.)
ISBN : 978-2-343-05253-3, ISBN EBOOK : 978-2-336-36776-7

OCULARISTES ET YEUX ARTIFICIELS
De l'Antiquité au XXe siècle
Martin Jean-Pierre - Préface du Docteur Xavier Riaud
Depuis l'Antiquité, les hommes ont cherché à compenser le handicap esthétique qu'est la perte d'un œil, à l'aide de prothèses en matériaux divers. À la Renaissance la maîtrise du travail du verre, puis de l'émail a permis de fabriquer des yeux dont le réalisme était trompeur. Ainsi cet ouvrage retrace l'évolution des yeux artificiels, et celle des ocularistes, artisans spécialisés dans leur fabrication. Une liste présentant les principaux artisans français avant 1900 complète cette monographie.
(Coll. Médecine à travers les siècles, 12.50 euros, 112 p.)
ISBN : 978-2-343-05112-3, ISBN EBOOK : 978-2-336-36787-3

ACCOMPAGNEMENT (L') DU PATIENT HOSPITALISÉ DANS L'EXERCICE DE SA SEXUALITÉ
Pour que le patient «sexe prime»
Aurrens Arnaud
Cet ouvrage interroge le rôle de l'infirmier et son évolution face à un besoin fondamental des patients, qu'est la sexualité et dont l'intimité est fragilisée par une hospitalisation longue ou régulière. Au travers d'une enquête auprès de l'ensemble de la profession soigante et d'entretiens recueillis auprès de professionnels, il tente d'éclaircir le malaise de la profession infirmière sur la thématique sexuelle.
(14.00 euros, 136 p.)
ISBN : 978-2-343-04884-0, ISBN EBOOK : 978-2-336-36463-6

NOUVELLES (LES) FIGURES DU PATIENT
Pour une autre philosophie
Tanti-Hardouin Nicolas - Préface de Jean-Robert Harlé
De la figure emblématique de l'*homo medicus* chère aux économistes de la santé, aux malades en fin de vie en soins palliatifs, en passant par les malades mentaux,

la figure du patient s'est nettement transformée sous les aspirations de multiples secteurs du monde biomédical, de la santé publique et de la société elle-même. Les mutations sociales impactent fortement les mondes du soin, le regard et les représentations qu'on a du patient et la pratique clinique elle-même.
(Coll. Éthique et pratique médicales, 18.00 euros, 184 p.)
ISBN : 978-2-343-04760-7, ISBN EBOOK : 978-2-336-36427-8

STATIQUE (LA) ET SES SECRETS À L'USAGE DES OSTÉOPATHES
Bertora René
Cet ouvrage offre un regard unique et original sur la statique vertébrale et permet d'effectuer un diagnostic vrai sur tous ses déséquilibres (hernies discales, gonalgies chroniques, lumbagos, ...) Il s'agit d'une méthode exclusive qui parle de points fixes, de points mobiles, de bras de leviers; d'autant de principes mécaniques qui existent sur terre dont le corps humain est le représentant. La compréhension des principes énoncés peut servir de référence à toute thérapeutique axée sur l'harmonie et l'équilibre du corps. (Nombreux schémas et illustrations en couleur.)
(20.00 euros, 168 p., Quadrichromie)
ISBN : 978-2-343-04735-5, ISBN EBOOK : 978-2-336-36300-4

« AGATHE EST DANS LES FLEURS »
Accompagner et soutenir les parents et leurs familles dans le deuil périnatal
Lavroff-Teissiere Erika
À travers une perspective d'espoir et de réelle solidarité, ce livre nous convie à partager avec respect et dignité l'intimité du deuil de parents, ainsi que l'accompagnement humain de professionnels de santé, autour de la mort d'un enfant. Plus qu'un manuel de psychologie, cet ouvrage cherche à rendre hommage à ces enfants décédés et à leurs parents, ainsi qu'à faire reconnaître aux familles et à la société la réalité de cette douleur si profonde de la perte d'un enfant.
(19.00 euros, 196 p.)
ISBN : 978-2-343-04253-4, ISBN EBOOK : 978-2-336-36355-4

TÊTE (LA) EN DÉSORDRE
L'exposition prénatale à l'alcool
Dartiguenave Catherine, Toutain Stéphanie
Comment accueillir un enfant porteur de troubles liés à une alcoolisation pendant la grossesse ? Quatre familles racontent leur histoire : elles ont dû faire preuve de trésors d'inventivité et ont dû puiser dans leurs ressources intérieures tout en recherchant de l'aide, pour relever ce défi. Un dernier chapitre, davantage théorique, s'adresse plus particulièrement aux professionnels de l'enfance qui souhaitent approfondir leurs connaissances sur le sujet.
(25.00 euros, 240 p.)
ISBN : 978-2-343-04792-8, ISBN EBOOK : 978-2-336-36409-4

QUESTIONS DE MIGRATIONS ET DE SANTÉ EN AFRIQUE SUBSAHARIENNE
Sous la direction d'Yves Charbit et Teiko Mishima
Des experts français et japonais, spécialistes des migrations internationales ou de la santé en Afrique subsaharienne, se sont réunis en 2014 à Osaka pour

faire le bilan de leurs recherches. Ils y associent en particulier démographie, épidémiologie, anthropologie, géographie, droit et science politique. Si leurs recherches convergent, les spécificités des contextes mettent en évidence la nécessité de contextualiser les analyses des comportements des individus migrants.
(Coll. Populations, 25.00 euros, 242 p.)
ISBN : 978-2-343-04674-7, ISBN EBOOK : 978-2-336-36344-8

ÉCRITS ÉPISTÉMOLOGIQUES SUR L'ANATOMIE DU XVIe AU XIXe SIÈCLE
Gros Gilles
Partant de l'héritage anatomique de l'Antiquité et du Moyen Âge, l'auteur nous invite à découvrir l'effervescence épistémologique dont l'anatomie fut l'objet du XVIe au XIXe siècle, accédant ainsi à un statut de science souveraine. Il nous révèle combien l'anatomie a marqué de son influence toutes les sphères de la connaissance et des arts, marquant de son sceau la civilisation occidentale.
(Coll. Acteurs de la Science, 35.00 euros, 344 p.)
ISBN : 978-2-343-05094-2, ISBN EBOOK : 978-2-336-36435-3

MONDE (LE) DES MICROBES
Fascinant, redoutable, rebelle
Eben-Moussi Emmanuel
Cet ouvrage retrace l'histoire de la découverte des microbes et de certaines maladies infectieuses. Puis, l'auteur questionne les Sociétés du Vivant et en particulier l'Homme dans la cogestion de son environnement et donc ses comportements à cet égard. Il analyse les difficultés de la lutte contre les différents visages du péril infectieux. Voici l'étude d'un monde fascinant, redoutable et rebelle, trop souvent réduit à une des plus grandes peurs de l'Humanité.
(24.50 euros, 248 p.)
ISBN : 978-2-343-04560-3, ISBN EBOOK : 978-2-336-36223-6

CARACTÉRISTIQUES DENTO-CRÂNIO-FACIALES DES HOMININÉS
Combes Fruitet Elsa
Ce livre décrit les caractéristiques crâniennes, faciales et dentaires des Homininés jusqu'à Homo Sapiens, en soumettant des hypothèses d'évolution en fonction du climat, de l'alimentation ou encore de l'apparition de la culture et établit des comparaisons entre différents Homininés. L'auteur, chirurgien-dentiste, crée une corrélation entre l'héritage de certains caractères ancestraux et la pratique clinique de l'odontologie.
(Coll. Médecine à travers les siècles, 11.50 euros, 94 p., Illustré en noir et blanc)
ISBN : 978-2-343-04532-0, ISBN EBOOK : 978-2-336-36056-0

L'HARMATTAN ITALIA
Via Degli Artisti 15; 10124 Torino

L'HARMATTAN HONGRIE
Könyvesbolt ; Kossuth L. u. 14-16
1053 Budapest

L'HARMATTAN KINSHASA
185, avenue Nyangwe
Commune de Lingwala
Kinshasa, R.D. Congo
(00243) 998697603 ou (00243) 999229662

L'HARMATTAN CONGO
67, av. E. P. Lumumba
Bât. – Congo Pharmacie (Bib. Nat.)
BP2874 Brazzaville
harmattan.congo@yahoo.fr

L'HARMATTAN GUINÉE
Almamya Rue KA 028, en face
du restaurant Le Cèdre
OKB agency BP 3470 Conakry
(00224) 657 20 85 08 / 664 28 91 96
harmattanguinee@yahoo.fr

L'HARMATTAN MALI
Rue 73, Porte 536, Niamakoro,
Cité Unicef, Bamako
Tél. 00 (223) 20205724 / +(223) 76378082
poudiougopaul@yahoo.fr
pp.harmattan@gmail.com

L'HARMATTAN CAMEROUN
BP 11486
Face à la SNI, immeuble Don Bosco
Yaoundé
(00237) 99 76 61 66
harmattancam@yahoo.fr

L'HARMATTAN CÔTE D'IVOIRE
Résidence Karl / cité des arts
Abidjan-Cocody 03 BP 1588 Abidjan 03
(00225) 05 77 87 31
etien_nda@yahoo.fr

L'HARMATTAN BURKINA
Penou Achille Some
Ouagadougou
(+226) 70 26 88 27

L'HARMATTAN SÉNÉGAL
10 VDN en face Mermoz, après le pont de Fann
BP 45034 Dakar Fann
33 825 98 58 / 33 860 9858
senharmattan@gmail.com / senlibraire@gmail.com
www.harmattansenegal.com

L'HARMATTAN BÉNIN
ISOR-BENIN
01 BP 359 COTONOU-RP
Quartier Gbèdjromèdé,
Rue Agbélenco, Lot 1247 I
Tél : 00 229 21 32 53 79
christian_dablaka123@yahoo.fr

Achevé d'imprimer par Corlet Numérique - 14110 Condé-sur-Noireau
N° d'Imprimeur : 118334 - Dépôt légal : mai 2015 - *Imprimé en France*

www.ingramcontent.com/pod-product-compliance
Lightning Source LLC
LaVergne TN
LVHW021221061026
849535LV00008B/2856
* 9 7 8 2 3 4 3 0 6 3 7 1 3 *